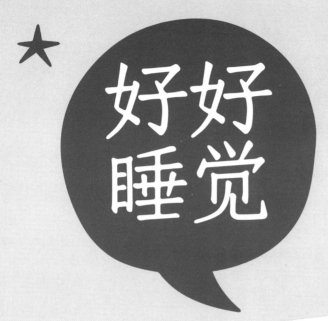

好好睡觉

U0189718

董如峰 ·著·

中国纺织出版社有限公司

国家一级出版社
全国百佳图书出版单位

内 容 提 要

本书针对当下很多人所困扰的睡不好、睡不着等睡眠问题，从睡眠心理学、睡眠脑科学和睡眠医学等角度介绍了如何帮助人们修复睡眠、拥抱睡眠，具有一定的现实意义。

图书在版编目（CIP）数据

好好睡觉 / 董如峰著 . —— 北京：中国纺织出版社有限公司，2020.10

ISBN　987-7-5180-7579-9

Ⅰ.① 好… Ⅱ.① 董… Ⅲ.① 失眠—防治 Ⅳ.①R749.7

中国版本图书馆 CIP 数据核字（2020）第 118183 号

策划编辑：刘　丹　　　特约编辑：云图
责任校对：王花妮　　　责任印制：储志伟

中国纺织出版社有限公司出版发行
地址：北京市朝阳区百子湾东里 A407 号楼　　邮政编码：100124
销售电话：010—67004422　　传真：010—87155801
http://www.c-textilep.com
中国纺织出版社天猫旗舰店
官方微博 http://weibo.com/2119887771
北京通天印刷有限责任公司印刷　各地新华书店经销
2020 年 10 月第 1 版第 1 次印刷
开本：880×1230　1/32　印张：8.5
字数：114 千字　定价：58.00 元

序言

不可否认，好好睡觉是件大事。

长久以来，睡眠都是人们生活中不可或缺的组成部分。但是，睡眠的存在就像呼吸一般，有些太"理所当然"了，以至于不少人都忽视了它。最新的睡眠科学研究表明，人类的睡眠与生理健康和心理健康息息相关。

从生理方面看，睡眠问题与心脏病、肥胖症、心力衰竭等息息相关。从心理方面看，睡眠问题与焦虑、恐惧、抑郁和躁郁等问题密不可分。

其实移动互联网时代来临之前，人们的睡眠问题还不明显。随之，人们的生活就发生了剧变。工作压力让人们夜不能寐，手机、电脑等蓝光产品成了剥夺睡眠时间的帮凶。

因此，睡眠需要一场革命！

在我的患者中，有不少人都陷入"睡眠怪圈"——他们因为工作压力夜不能寐，第二日又因睡眠不足严重影响工作进度，晚上因为加班再次影响睡眠质量，第三日又是状态不好的一天……

睡眠是日常生活的重要组成部分，"晚安"是常见的情感表达方式之一。如今，我们该重视起睡眠问题，并好好关注睡眠的修复了。我们要用科学的方式走近睡眠，而后才能走进睡眠。让睡眠重新回归传统，我们才能更好地生活，更高效地工作。

基于对睡眠的重视，以及想为读者们修复睡眠的意愿，本书应运而生。

《好好睡觉》不仅告诉大家睡眠的产生原因，还系统地讲述了睡眠的周期结构、睡眠对人类生理健康和心理健康的重要意义，以及睡眠中常见的问题与解决方案等。

为了让人们更好地了解睡眠，本书从现代人的睡眠一直追溯到远古时期人类的睡眠，试图从祖先那里解开睡眠的密码。当然，现代社会与古人社会是截然不同的，所以，本书的目的是让各位读者在应对好现代社会因素——如手机、电脑、加班、倒时差等的同时，想办法好好睡上一觉。

《好好睡觉》不会建议大家扔掉手机，也不会建议大家拒绝加班。事实上，我们完全可以在保留这些环节的基础上，对睡眠做出改善。

本书还有应对心理问题的板块。如果你认为，睡眠心理学板块的内容就是让你在床边泡个脚，端一杯红酒，再放一段音乐入睡那就大错特错了。因为这本书的目的，是让大家明白如何更有智慧地修复睡眠，是让大家明白如何将睡眠作为一种工具，来更好地修复我们的生理及心理健康。

我已将书中的内容用在一部分患者的心理治疗上，那些接受建议的患者会欣喜地反馈我"这些方式很有效"。为了更好地帮助大家，我决定将这些方法整理成册，推荐给更多睡眠出现问题的读者。

董如峰

2020 年 6 月

目录

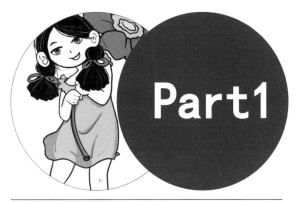

Part1

教你怎样好好睡一觉

第一章　生活中的错，都是睡眠惹的祸

第二章　怎样的睡眠才算是好好睡觉

第三章　"能睡着"不代表你"会睡觉"

第四章　你欠下的"睡眠债"，现在都可以还

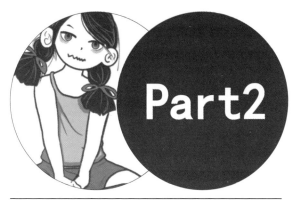

Part2

关于睡眠的脑科学和心理学

第五章　是谁在掌控你的"睡"与"醒"

第六章　所有的睡眠问题都是情绪问题

第七章　克服你的睡眠障碍，随时随地睡得香

Part1
教你怎样好好睡一觉

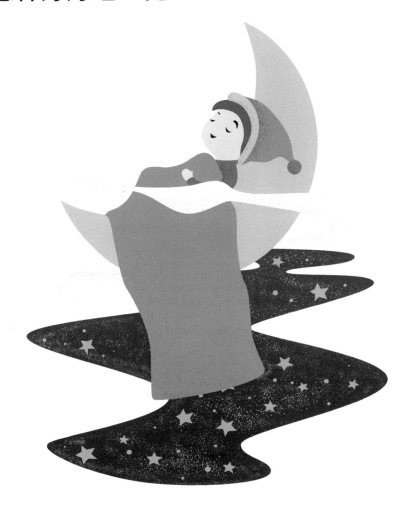

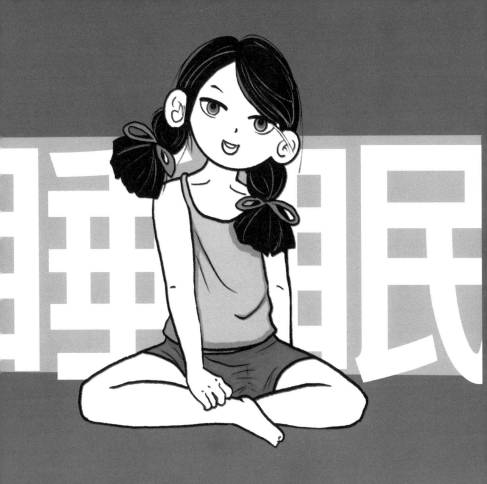

睡眠

——第一章

生活中的错，都是睡眠惹的祸

1 情绪失控，每天多睡一会儿就好了

　　最近事情多，神经和身体都像上了发条一样，心里总是藏着一股无名之火，不敢对外人发，只能撒向身边最亲近的人，但发火之后又非常后悔、自责……

　　最近做什么事情都提不起兴趣，总感觉什么都没意思，食不知味，身体疲惫，晚上不想睡、早上起不来……

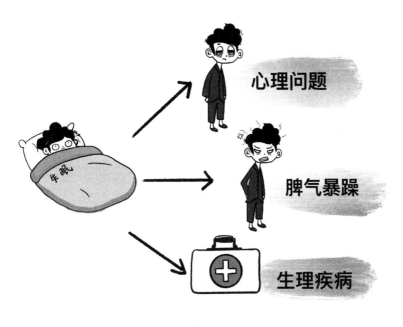

最近做事总是拖延，虽然内心也知道有些事不能拖，但就是改不了拖延的毛病，总是火烧眉毛的时候才开始着急……

快节奏的现代生活，每个人都不可避免地要面对生活的失控，躁郁、低落、拖延等问题和我们的生活不期而遇，让人烦恼又不知道该怎么解决。其实，遇到这种情况，每天多睡会儿就好了。

如果真的这样去尝试，你会发现，不到两个礼拜，你的生活就慢慢变得有序了。

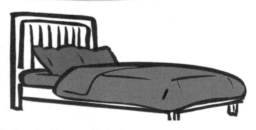

> 试着每天多在床上待半个小时……
> 试着每天早上床半个小时……
> 试着将每天上床起床的时间固定……
> 试着把手机放到一米外的地方，
> 上床就不玩手机……

无论从生理还是心理的角度，睡眠无序对人类都是一件大事。当一个人处于睡眠不良的状况超过一周，他的身心就会发生很多功能性改变。例如：稍微遇到些刺激就会感到心悸、精神紧张、呼吸起伏大……

这些表现类似于什么呢？心跳加快、精神紧张、呼吸急促……注意观察的读者应该意识到了，这不就是愤怒的状态吗？可见"睡眠不良给身体带来的伤害"几乎可以与"愤怒给身体带来的伤害"画等号了。

在英国《泰晤士报》公布的一项关于睡眠的研究报告中，有这样的信息：学者们研究了增加收入与提高睡眠质量到底哪个可以让人更加快乐，研究结果显示，增加收入只会让人稍觉快乐，而提高睡眠质量却是提高幸福感的重要因素。

当你度过一个不眠之夜时，会明显感到烦躁，并且会无意识地迁怒于他人。而如果你睡了一个好觉，至少在起床后的一段时间内，你会觉得生活无比美好，会将一切烦恼都抛之脑后。

宾夕法尼亚大学科研人员的研究结果又显示，将某个心理与生理都正常的普通人的睡眠时间限制为 4.5 小时，且限制时间为一周，这个人就会明显感到愤怒、忧郁且心力交瘁。而一旦他的睡眠不受限制，他的情绪便恢复了之前的平和状态。

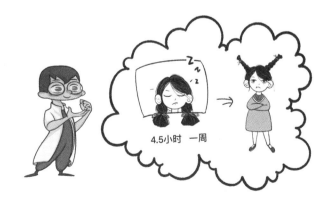

可见，即便只剥夺了部分睡眠，人的身心也会出现问题。而解决因睡眠不良导致的身心问题，唯一的方法就是好好睡上一觉。

　　身心健康是我们有序生活的基础，而好的身心就需要从良好的睡眠开始。哈佛大学医学院专门研究睡眠健康的学者们研究发现，睡眠与情绪健康之间存在很大关联，有时候失眠甚至会成为抑郁症的首发症状，而处于良好睡眠状况中的人，对情绪的掌控能力则往往更强。

　　以色列睡眠研究学者的报告显示，睡眠不足会放大人的负面情绪，如焦虑、恐惧、愤怒等；睡眠良好则能放大人的正面情绪，如幸福感、获得感等。

　　而诺贝尔奖获得者、著名心理学家丹尼尔·卡内曼也提到过，睡眠是影响人类情绪的两大因素之一，晚上睡眠质量较好的人，其负面情绪也较少，睡眠质量低下者，则负面情绪也随之增多。

2 睡不好，你会感觉"什么都没意思"

你有没有过这样的经历：

一天到晚无精打采，觉得做什么都没意思，原本期待的事情怎么也提不起兴趣，所有的欲望都衰退了，整天消极、沮丧。几天之后，这种状况自然地消失了，你也就不再管它，然而一段时间之后，你发现自己又陷入其中了……

上面这种"无欲无求"的低能状态，从心理学的角度讲，会阶段性地出现在生活里，不去管它也会自然消散。但是，如果一个人经常处于这种状况下，可能就要从睡眠的角度找一找原因了。

当一个人失眠时，通常会开始自己的"胡思乱想"之旅。之所以说是胡思乱想，是因为大部分人此时的想法都没有建设性。

心理学领域的"建设性"指的是对促进身心健康有积极意义，例如因为明天早上要向领导汇报而睡不着，有建设性的想法就是在头脑中梳理汇报过程，而一味地恐惧、焦虑就是没有建设性。

失眠的时候，没有建设性的大脑一般会想一些让自己难过的事情——被人批评、被人欺骗、觉得生活失败……

带着这样的消极情绪，即便人努力睡着了，在觉醒后也会觉得浑身乏力，做什么都提不起兴趣。这样看来，负面情绪与失眠的关系就是相互纠缠、剪不断理还乱……

　　从睡眠研究报告看，有 30% 的成年人存在因各种消极心理而产生的失眠问题。同时，因失眠问题导致心理消极的患者也在逐年增加。那么，消极的情绪与失眠的关系，到底是先有鸡还是先有蛋呢？

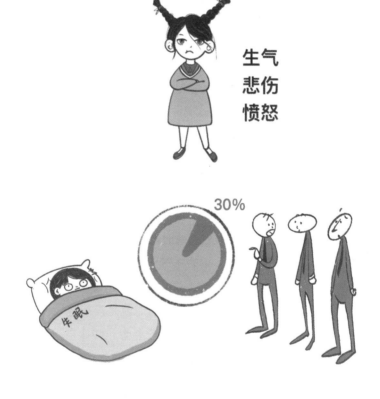

从睡眠医学角度看，国际将睡眠问题划分成 6 类：失眠、异态睡眠、睡眠相关呼吸障碍、昼夜节律的睡眠觉醒障碍、过度嗜睡的中枢障碍和睡眠相关运动障碍。

这些睡眠问题的名称有些复杂，在这里我们先不进行详解，而仔细观察，在这些障碍背后，可以发现都有导致消极情绪的现象。

而且，从我们每个人的经验来看，不管是睡眠时间过长，还是睡眠时间不足，我们起床后都会出现一些消极的情绪。如果长期处于某种睡眠问题中，那么消极情绪会越来越多、越来越固化，从而逐渐演变为免疫力差、应对事件能力差、抑郁、应激反应过度等。

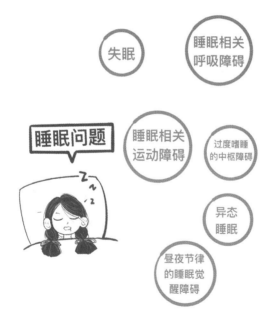

上海复旦大学专门研究人类脑智能科学的团队，在脑神经机制层面给出了睡眠与消极心理的关系。从研究结果看，睡眠有问题的人群与心理消极人群一样，其楔叶部分、脑部外侧眶额皮层部分以及背侧前额叶皮层的脑神经环路，都出现了同步性增强。

这一研究结果进一步确定了睡眠与心理消极间的交互关系。

此外，澳大利亚精神科医生贝兰·沃尔夫也给出了自己的调查结果。有失眠问题的患者，通常也存在自卑、抑郁等消极心理。当长时间睡眠质量得不到保证时，他们的想法就会从"没事，我只是有点睡不着而已"，转变成"我连个觉都睡不好，还能干点什么"。当出现这种想法时，就说明他们的睡眠问题更严重了。

也就是说，睡眠问题与情绪问题是"鸡蛋共生"的，不存在所谓的先后，而在情绪问题没有解决门径的时候，先解决容易解决的睡眠问题，就成了我们最理智的选择了。

3 敏感忧郁，良好的睡眠帮你赶跑压力

在生活或工作中受到压力时，家人和朋友大多会这么劝我们，"没什么大不了的，睡一觉就好了。"

在心理医生的咨询室，有些咨询者也会在咨询中酣然睡去，等醒来之后顿时觉得神清气爽、压力全无。

那么，睡眠真能缓解压力吗？

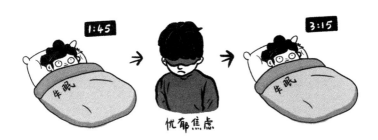

英国《每日电讯报》提供了一份研究报告：加利福尼亚大学专门成立了研究睡眠与抗压能力关系的小组，小组研究发现，睡眠的确能够帮助人们提高面对问题的抗压能力，而睡眠不足则会导致人们抗压能力下降，让人变得敏感且忧郁。

从生理学角度看，睡眠与压力间的关系可以有如下解释：

当人们进入 REM（快速眼动，简单说就是深度睡眠）阶段时，大脑负责应对压力的机构运作也会暂停，在这一过程中，人脑中的压力会被慢慢移除。

负责该研究的学者马修·沃克表示，人们在经历了 REM 阶段后，压力和抗压机制会得到调整，让大脑应对压力的能力变得更强，醒来之后，人们也会有"我可以应付这些东西"的信心。

另一位研究者埃尔斯·范德·赫姆则表示，睡眠充足的人相对于睡眠不足的人，在清醒之后大脑中的紧张感更低，放松的大脑会正确分析问题，在这个过程中还会产生一种用以抵抗压力的化学物质。

下面是一个有趣的生理医学小实验：

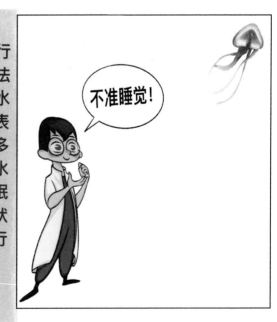

科学家对水母进行强刺激，让它无法休息，然后观察水母的行动。实验表明：即便是作为多细胞简单生物的水母，在被剥夺睡眠后也会陷入紊乱状态，并且需要进行长时间的修复。

不准睡觉！

睡眠时间越短，人积累的睡眠负载就越多，虽然目前还没有证实睡眠负载究竟是由哪些物质构成的，但睡眠负载会导致人的抗压能力降低这点却是毋庸置疑的。

　　另一方面，如果睡眠质量下降，人体就会积聚大量乳酸，乳酸能够对身体末端产生刺激，令人产生疲惫感，而压力往往也是伴随疲惫感而来的，有心无力是描述这一情况的最恰当词汇。良好的睡眠能让乳酸随循环代谢，身体清爽了，自然在应对压力时就游刃有余了。

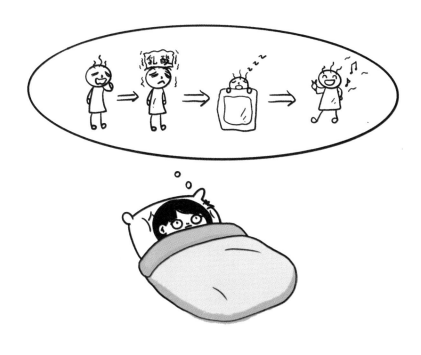

很多人都觉得失眠原因是自己的抗压能力差，但其实，失眠与压力是互为因果的。

在睡眠时，我们的脑脊液和组织间液会相互对流，这种对流循环会带走脑部的β-样淀粉样蛋白。而失眠的人，β-样淀粉样蛋白则会在脑组织中沉积，之后就会变成一种很强的神经毒素，这种毒素会拉低我们的应激能力，让我们的抗压能力变差。

而且，β-样淀粉样蛋白导致的问题还不只是抗压这一项，它同时也会增加智力减退的风险，甚至让帕金森综合征的患病概率增大。可见，睡眠不足不仅会让人体抗压能力下降，还会极大地威胁我们的健康。

4 做事"不走心"，那是睡眠出了问题

不管在生活中还是在工作中，我们都有过这样的体验：

明明脑子里想做的是这件事，但手却跟不上脑子……

明明这件事自己做得很熟，但却犯了很多低级错误……

明明想要用一段时间心无旁骛地把事情做好，但却总是不经意间走神……

如果事情不大，也就只能怪自己不走心，但"不走心"的事发生多了，我们也难免生出疑惑：自己这是怎么了？

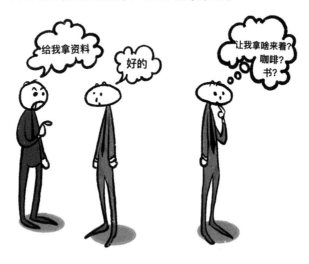

原来，无意识犯错症状产生的原因，除了可能患有精神方面的疾病外，睡眠也是不可跳过的一点。

随着科技发展，不少年轻人都成了"夜猫子"中的一员。

手机、电脑等这些诱惑就像黑洞般紧紧攫住了人们的心。

统计显示，年轻人的睡眠时长平均为 6 小时，有一部分人的睡眠时间甚至不超过 5 小时。

长期的睡眠时间短、质量差，势必会影响人的精神状态。这种状态会演变成两个极端：嗜睡与失眠。不管走到哪个极端，最后的结果都会对人体造成极大损伤。当我们经常无意识犯错时，若同时伴有头晕、头重脚轻和疲倦感，就要考虑是否是睡眠出了问题。

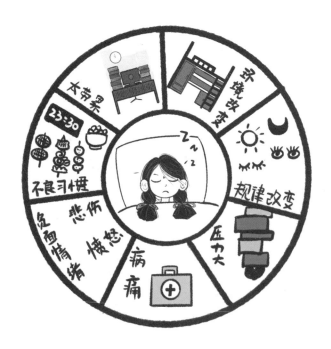

最近一段时间，研究睡眠学的科学家们发现，睡眠状况不良对人的注意力和专注力有很大影响。如果缺乏睡眠，会让人前额顶叶负担起认知任务，而原本负责注意力的网络活性就会减少，前额皮质的执行力也会减弱，正因如此，失眠的人才无法集中注意力，造成无意识犯错。

那么，我们应当如何应对无意识犯错呢？睡一个好觉是最好的解决办法。

为此，我们要适当调节工作时长，从事自由职业的工作者，需要给自己预留出合适的休息时间，不要接太多工作，以免手忙脚乱，疲于应付。

此外，选择玩手机、电脑之外的休闲方式，让自己的身心愉悦且不会增添疲惫感，这样才能最大限度地避免睡眠问题，才能让我们减少无意识犯错的概率。

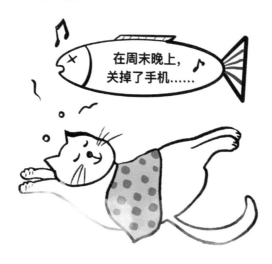

5 睡不好，会让你记忆力下降

咦，我下车时锁车门了吗？

我做完饭，好像没有关燃气阀门。

呀，我手机落在出租车上了！

……

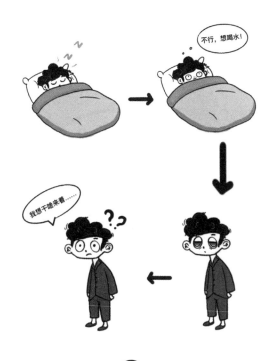

生活中，不少年轻人都会抱怨自己得了"初老症"或者"青年痴呆"，因为大家总会忘记一些很简单的事，该记的东西有些也记不住。

我们经常会拿着手机找手机，戴着眼镜找眼镜。如果老年人出现这些问题，那有可能是大脑出现退化。可年轻人的记忆力出现问题，又是为什么呢？答案是——因为睡眠。

如果我们的睡眠质量长期处于低下状态，就会对大脑造成不可逆的损伤——记忆力下降。

美国科学家已经着手对年轻人记忆力与睡眠间的关系进行了探寻，并将探寻结果发表在《自然神经学》杂志上。临床试验显示，如果一只老鼠的睡眠被我们剥夺，那它的海马体长时程增强过程就会被弱化，可见睡眠与海马体之间呈现正相关联系。

我们已经知道，人脑中负责记录记忆的是海马体与大脑皮层，而充足的睡眠不但能巩固海马体与大脑皮层的记忆功能，还可以帮助大脑整合白天收集到的各类信息。

当然，睡眠帮助大脑解决的不仅是疲劳问题，它还可以制造大脑所需的含氧化合物，有效帮助大脑巩固记忆。哈佛医学院

记忆力与睡眠

的睡眠研究教授杰弗里·埃尔伯根也曾表示，睡眠对记忆的巩固作用甚至是超越人类想象的。

为了验证自己的观点，杰弗里·埃尔伯根教授特意做了睡眠与记忆力关系的研究。在这项研究中，有 48 名身体素质相当的年轻成年人被邀请参加实验，他们都拥有规律的睡眠与良好的身体。他们被分为两个小组，其中一个小组成员睡眠正常，另外一个小组成员被剥夺睡眠。12 小时后，他们被要求重复之前背过的 20 组单词。

实验结果显示，被剥夺睡眠的小组成员，其单词记忆力水平还达不到自然清醒组成员在被干扰时的单词记忆量。可见，那些学完单词后随即入睡的人，其记忆力比熬夜背单词的人的效果要好得多。

很多考生为了应对高考，通常是依靠咖啡或茶叶等物提神，然后熬夜背诵公式。但其实，这种方法对健康和记忆力都不好。根据杰弗里·埃尔伯根教授的理论，学生在睡前背下一条公式，经过一晚睡眠后，其对公式的记忆反而会比熬夜记忆好上许多。

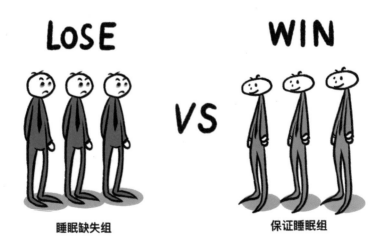

睡眠缺失组　　　　　　保证睡眠组

德国专门研究神经性疾病的博恩教授说道："对于好的学习条件，睡眠是必不可少的。"

在所有的睡眠阶段中，REM 阶段的睡眠短缺会对我们的记忆力造成最大的危害。根据睡眠医学报告，如果人类连续在 REM 阶段缺乏 4 天的睡眠，就会造成负责记忆力的前脑受损，之前的实验也证实了这一点。

可见，年轻人若想告别"初老症"和"青年痴呆"，就要保证良好的睡眠质量，这样才能让我们更好地投入工作与生活。

6 睡眠关系着你的内分泌

晚上回家洗漱完，不少女性朋友都会照例在镜子前观察一下自己的脸。

咦，最近也没有吃什么东西啊，怎么脸上起了这么多痘痘？上秤一称，还胖了一公斤，真是气死了。唉！心情烦躁得不行，看谁都想发火。第二天还要早起赶公交，想想就烦躁。

听见你唉声叹气，男朋友开玩笑道："咋了，'亲戚'来了？"

谁知，就因为这一句话，你心中无名之火发作，劈头盖脸对男朋友发了一通邪火后，又觉得自己这样太过分，于是忍不住号啕大哭起来。

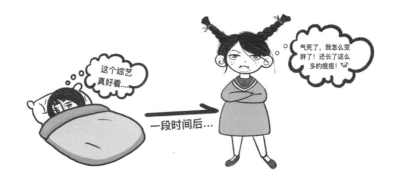

生活中，诸如案例中出现的痘痘爆发、皮肤恶化、脾气暴躁、体重骤增等问题，到医院检查后，医生往往会给出这样一个结论——内分泌失调。除了开具治疗内分泌失调的药物外，医生还会多嘱咐一句，"一定要注意睡眠！"

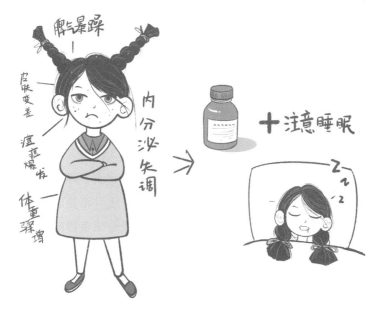

那么，睡眠跟内分泌有什么关系呢？

从医学上看，睡眠对内分泌系统具有重要的调节作用，因为内分泌系统中的生长激素、肾上腺皮质、副甲状腺素、褪黑素、血浆泌乳素和甲状腺激素等，都与睡眠存在着千丝万缕的关联。

下面我们来具体解读一下。

（1）生长激素

有研究表明，生长激素分泌的峰值会出现在入睡后的第一个周期的深度睡眠阶段。也就是说，晚上 11 点到凌晨 3 点左右是人体生长激素分泌的巅峰期。这种分泌会持续大概 2 小时，因此，这一时间段又被称作"成长期儿童的黄金时段"。

根据国际睡眠医学相关实验，我们发现有 1/4 的成长期人群，其生长激素的分泌峰值是出现在入睡前的。也就是说，如果儿童被强制熬夜学习，他们的身高和发育都会受到影响。

（2）肾上腺皮质

睡眠不足会刺激肾上腺皮质分泌类固醇，而肾上腺皮质分泌类固醇在人体刚入眠时的浓度为最低值，此时，人们会迫切希望睡眠。凌晨 4 点至早上 8 点时，肾上腺皮质分泌类固醇的分泌量将达到峰值。肾上腺皮质分泌类固醇会控制大脑对昼夜的调控能力，若其发生紊乱就会造成失眠。

（3）副甲状腺素

副甲状腺与甲状腺并无关联，它只是在位置上跟甲状腺接近，但其实是两个完全不同的器官。副甲状腺会分泌副甲状腺素，根据睡眠医学的研究，我们发现副甲状腺素在睡眠中，每隔 100 分钟就会出现一个峰值，其浓度则与深度睡眠息息相关。

（4）褪黑素

褪黑素是一种只在夜晚大量分泌的激素，它

通过神经通路被活化，在光线充足且明亮的环境下会受到抑制。

人类在1～3岁时，褪黑素分泌值达到高峰，后随年龄的增长而逐渐减少。如若睡眠出了问题，褪黑素就会分泌失常，造成身体系统紊乱。

（5）甲状腺激素

甲状腺激素影响"睡眠—觉醒"系统，正常人的甲状腺激素都有昼夜节奏规律，通常是"睡前大量分泌—入睡后则处于被抑制阶段—白天分泌量较低"。

另外，内分泌与睡眠的关系也因性别不同而有所差异。

从整体趋势上看，女性在"睡眠—觉醒"期间，其内分泌的分泌量比男性更多，因此，女性朋友们更应该调节自己的睡眠，这样才能保证内分泌系统正常运作。

7 新陈代谢减弱，你的睡眠有问题

"上大学的时候你多瘦啊，怎么一参加工作就胖成这样了？"

"别提了，自从上了夜班就开始胖，而且皮肤也糙得不行，整个人都没精气神儿了。"

……

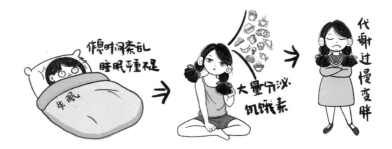

当我们因代谢异常而肥胖时，最好的选择就是提高睡眠质量，同时辅助做一些有氧运动，以此加速血液循环，提高新陈代谢的能力，直到将人体内残留的废物排出。

生活中，我们遇到不顺心的事情时，总想吃点甜品来缓解心情。但新陈代谢紊乱后，这些甜食就会成为我们变胖的帮凶。在我们睡眠出现问题后，不妨将茶作为调节心情的"进补品"，茶有提高代谢的作用，能缓解熬夜的负担。

减过肥的朋友都知道，新陈代谢是影响减肥成功与否的重要因素，但大多数人都不知道，睡眠与新陈代谢紧密关联。

所谓新陈代谢，就是通过进食等方式补充能量，再通过排泄废物消耗能量。睡眠，就是促进人体能量转换代谢的重要方法。

当作息时间紊乱且睡眠严重不足时，人体就会降低自己对"糖"的调节能力，这就会严重危害我们的健康。

变胖

耗能

熬夜时，人体会分泌出大量的饥饿素，让人产生进食的渴望，囤积的脂肪也会出现代谢异常等症状。

当人体的新陈代谢过快时，热量就会被大量消耗；反之，如果代谢过慢，我们就不得不吸收一部分热量维持正常需要，表现在明面上的症状就是——变胖。

睡眠质量的好坏，也会通过新陈代谢来影响皮质醇的分泌。

皮质醇是一种能溶于血液充当能量的糖皮质激素。在控制情绪、维护健康，提高免疫力，保护血管和血压，以及保护骨骼、肌肉和皮肤方面具有重要作用。

对于熬夜的人群，皮质醇的失衡会让负责饥饿的荷尔蒙大量分泌，这会影响人们对饥饿的判断，误将口腹之欲当成必要需求。

根据美国康奈尔大学的首席医学教授塔赫利的研究，睡眠时间长短会影响各种能量的新陈代谢，进而引发肥胖症与糖尿病。

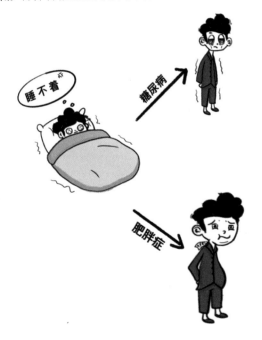

人们出于工作与社会的压力，或多或少都有些睡眠问题亟待解决。有些人工作日睡不好，只能选择在休息日多睡，以此"补觉"。

但这种情况只会造成代谢紊乱，甚至促成2型糖尿病，危害人体健康。

现如今，一些先进的医学组织已经尝试使用睡眠来解决减肥与糖尿病问题，塔赫利教授也专门进行了相关实验，用来证明睡眠对修复新陈代谢功能具备临床价值。

所以，普通人想解决新陈代谢紊乱问题的最便捷方式，就是好好地睡一觉。

8 "疲累感"? 都是睡眠出了错

有时候，我们明明睡得不晚，但白天的精神状态却很差，甚至连反应都格外迟钝。不管是上班也好，打游戏也好，好像做什么都提不起精神似的。

虽然尚未影响到工作和生活，但身心从内到外似乎总有一种无法缓解的疲累感……

当你对以上经历表示肯定时，那就证明你可能已经遭遇了一个很严重的问题——睡眠质量低。如果这个问题不能解决，最终将会严重影响到你的生活。

自古以来，我国便有"积劳成疾"一说，其主要表现形式为紧张焦虑（注意力分散）、记忆力下降（熟人忘名）、状态低迷（兴趣减弱）、易感疲劳（眼易疲倦）、头昏脑涨（动作迟缓）、不愿起床（经常打盹）等。

在了解这些危害后，我们一起来看看，如何缓解睡眠不足所带来的疲累感。

（1）问问自己，吃了些什么

从睡眠医学上讲，如果靠摄入过量的咖啡因和糖类来增加活力，反而会得到相反的效果。

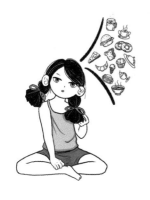

纽约市西奈山医院的尼科尔教授的研究发现：

相比可卡因等毒品，人类对糖分的上瘾程度更高。血糖的波动会增添人们的疲累感，人体在摄入糖分后，短时间内便可产生高能量，促发疲累感。而摄入咖啡因会提高人体兴奋度，抑制睡眠神经。

因此，当你感到疲累时，先回想一下：是不是昨天的下午茶多用了一些甜食或咖啡呢？

（2）摄入的水分足够吗

很多人害怕"起夜"影响睡眠质量，因此不敢在白天喝太多水；也有人因为工作应酬，选择饮用啤酒代替喝水。

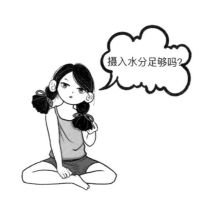

摄入水分足够吗？

其实，这两种都是错误的生活方式。很多因为睡眠质量低而产生身体疲累感的患者，都是因为白天饮水过少导致的。

因摄入水分少而导致疲累感出现的患者还伴有头痛、倦怠、注意力低下等症状。

（3）你的活动量在不在合适的范围

不少养生方面的书刊都标榜："睡前做些运动更有利于入睡"。

但从医学上讲，睡前运动会导致人体"不冷静"，让本该休息的身体再次兴奋。当然，这并不是让人不运动，长期规律运动的人，睡眠质量会比久坐、久站的人更好。但是我们还是要告别睡前的剧烈运动，这样才能保证睡眠不被影响。

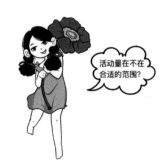

由以上方法，我们可以总结出缓解疲累感（提高睡眠质量）的方式：调整你的运动时间、运动量及饮食习惯。

当你的生活有了规律，就会发现远离疲累感其实很简单。

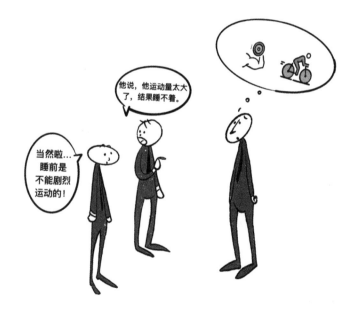

小贴士：

当我们白天规律运动，晚上又能保证充足睡眠时，若发现疲累感依旧没有消除，就要去医院检查，看是否是因为甲状腺、贫血、糖尿病、微量元素缺乏和心理问题导致的。

9 睡眠与肠胃疾病

这几天晚上连续加班，繁忙的工作压得你不断失眠。早上起床，总感觉腻腻的不舒服，刷牙的时候也会恶心干呕，到了单位后，一边工作一边反酸胃灼热、打嗝嗳气。

看着你不舒服的样子，身边的同事关心地问："胃不舒服吧，吃粒健胃的药？"

你感激地接过来，吃了一粒后，发现症状确实有点缓解了。可是到了中午，这种状况更加明显了，连平时最爱吃的鸡翅也无法唤起你的食欲。

这是怎么了？

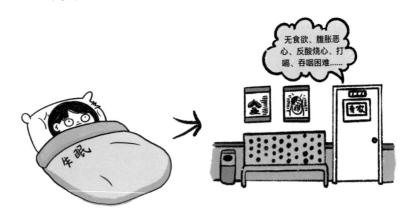

无食欲、腹胀恶心、反酸烧心、打嗝、吞咽困难……

上面这个例子，到医院去看常会被医生当成胃肠疾病，随便开点奥美拉唑之类的药物予以治疗。结果就是，睡眠质量依旧不好，胃肠疾病也是治标不治本。

看到这里，有的人问了，睡眠真的与胃肠疾病有关吗？答案是肯定的。

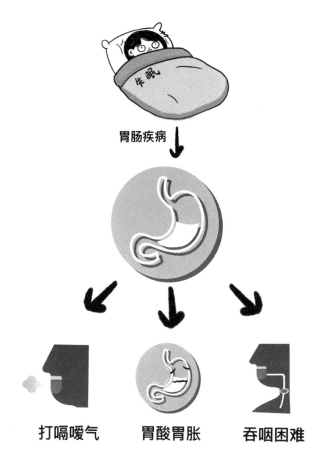

胃肠疾病

打嗝嗳气　　　胃酸胃胀　　　吞咽困难

我们的睡眠时间、睡眠质量甚至睡眠姿势都与胃肠疾病息息相关，一些慢性胃溃疡、反流性食道炎、消化不良等，很多都是因为睡眠出了问题而产生的。在医生看来，改善肠胃就能提高睡眠质量，但在我看来，提高睡眠质量同样能改善肠胃健康。

　　在快节奏时代，人们的饮食习惯大多是不规律的，睡眠时间也远远低于我们的先辈。

　　饮食不规律与睡眠质量差都会造成胃肠紊乱，在讲解睡眠与胃肠疾病的关系前，我们先来了解一下负责支配人类消化系统的"迷走神经"。

　　迷走神经是人类所有脑神经中分布最广、延伸最长的神经，它不但能支配人类的呼吸，还能支配人类的消化系统。随着睡眠时间的减少，迷走神经也会逐渐兴奋，这会导致胃酸的大量分泌，也会让人体的肾上腺皮质激素大量分泌。

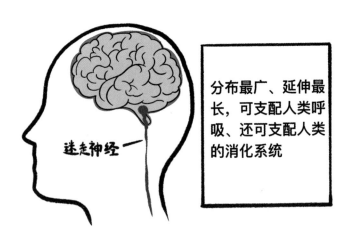

迷走神经

分布最广、延伸最长，可支配人类呼吸、还可支配人类的消化系统

这种情况会造成胃酸与胃蛋白增多，让胃部的血流量减少，使胃黏膜变薄，最后导致胃部自我修复能力减弱，引发胃溃疡与浅表性胃炎。

除了睡眠时间影响，睡姿不当也会引发不同程度的胃肠疾病。

不少人在睡觉时都有垫高枕头的习惯。其实，这种习惯会影响人体血液循环，让腹腔内压力增高，引发胃里没有消化完全的食物反流回食道，造成反流性食道炎。所以，胃部不好的患者可以采用侧卧位的睡眠方式，这样能让消化系统正常工作，也能避免新陈代谢受到影响。

上班族在中午休息时，有些人选择"趴"着眯一觉。殊不知，趴着睡觉会对胃部造成压迫，引发胃部蠕动困难，影响人体的消化能力，胃部不能及时排空，就会破坏胃黏膜造成胃胀气。所以，如果上班族们不能躺下睡一觉，最好在办公室里放一个颈枕，仰在办公椅上小憩一会儿，这样也能避免肠胃出现上述问题。

俗话说，"胃不和，则卧不安"，睡眠与胃肠疾病是相互关联的，如果晚上吃得过饱、过凉、过咸等，都会在一定程度上引发胃肠问题，继而造成睡眠不安稳。

因此，注意饮食，睡个好觉，这才是我们应该提倡的健康生活方式。

10 睡眠真的可以美容

小时候，我们都听过《睡美人》的童话故事，长大后，"美容觉"更是我们常听到的词。睡觉真的可以美容吗？或者说睡眠对于皮肤有什么影响呢？

我在前面已经提到了，睡眠质量会影响人的内分泌，而内分泌则会影响人的皮肤。如果睡眠质量不高，人的皮下毛细血管的血液循环就会淤滞，当皮肤新陈代谢受到影响时，就会出现颜色晦暗、蜡黄或苍白的情况，皮下细胞也会迅速衰老，从而引发皱纹、粗糙等问题。

下面我们来具体解读一下睡眠不足对皮肤造成的影响。

（1）皮肤干燥缺水

如果睡眠出现问题，皮肤的角质层代谢速度就会变慢。当皮肤表面被粗厚的角质覆盖时，就会让皮肤水分排列发生紊乱，继而因角质间隙蒸发造成皮肤水分流失，引发皮肤干燥。

（2）毛孔粗大

毛孔粗大一直是爱美人士的大敌，睡眠不足时，交感神经作为植物性神经系统的一部分，会持续处于紧张状态，其造成的结果就是让皮脂腺分泌呈现亢奋状态，继而加大皮肤的出油量。油脂分泌与代谢异常，会让毛孔变得越来越粗大，形成一个恶性循环。

（3）黑眼圈

我们在熬夜时，头和颈椎都是处在直立状态的。此时，人体血液会顺着双眼的外部往下循环。睡眠不足会影响身体代谢，让血液沉积在下眼睑部位突出呈现为一圈青色色块，也就是我们俗称的"黑眼圈"。

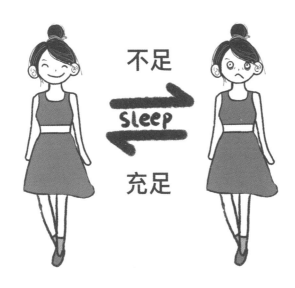

（4）水肿

当我们皮肤出现水肿时，第一反应就是睡前喝了太多水。其实，水肿的根源问题还是睡眠。睡眠不足我们就会处在疲劳状态，身体的皮下组织间隙中也会积留过多水分和淋巴代谢物，这些水分和淋巴代谢物因睡眠不足而无法排出时，就会让双眼与脸变得水肿。

（5）引发痘痘和粉刺

不管是男性还是女性，在熬夜后脸上都有可能长出痘痘和粉刺，尤其是处于青春期的少男少女，以及生活不规律的上班族。痘痘和粉刺就是因睡眠不足引发代谢紊乱的直接表现：皮脂腺持续排油，油脂就会在毛孔堆积，从而形成痘痘和粉刺。

在了解睡眠不足对皮肤的危害后，我们再来看看睡眠习惯与皮肤之间的关系。有护肤习惯的朋友们都知道，皮肤的最佳休息时间是晚上 22 点到凌晨 2 点间。所以，睡前的一些习惯可以帮助我们有效解决皮肤问题。

（1）不要吃夜宵

很多人因为熬夜工作，都有吃夜宵的习惯。但吃夜宵会拉低睡眠质量，增加水肿问题。尤其是食用含盐量较高的食物，更容易造成皮肤严重水肿，影响第二天出行。

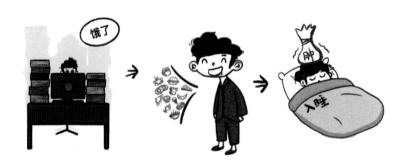

（2）不要挤压面部入睡

虽然大部分人都喜欢侧卧，但侧卧会挤压胃部，让视黄酮过量分泌。这不但会对眼部皮肤造成损害，还会让面部产生皱纹。所以，我们还是要提倡采用仰睡姿势，以避免面部皮肤出现问题。

（3）睡前不要饮酒

有些人习惯睡前喝点酒，觉得喝酒有助于睡眠。可事实上，酒精只会打断我们的睡眠周期，对睡眠质量造成影响。而且，睡前饮酒同样会造成水肿问题，影响皮肤健康。

（4）经常换洗床单

我们的床单或多或少都会沾有油脂与灰尘，试想，我们每天要用 1/3 的时间与床单接触，若不经常换洗床单，就会让油脂和灰尘黏回肌肤，造成肌肤亚健康。清洗床上用品的时间应保持在每周一次，这样才能避免皮肤出现问题。

（5）女性尽量不要披散头发入睡

很多长发女性都会将头发披散着入睡，殊不知头发上的油脂也会黏到皮肤上，从而堵塞我们的毛孔，造成皮肤问题。

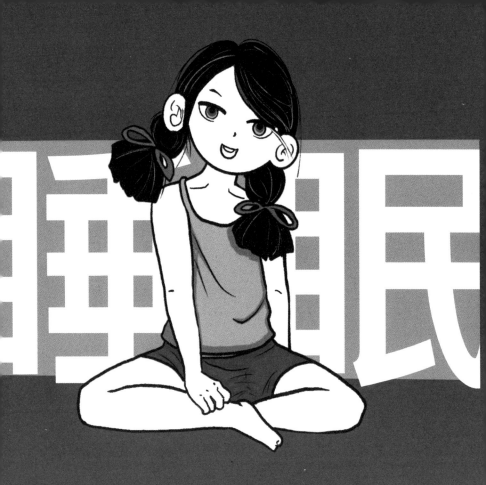

—— 第二章
怎样的睡眠才算是好好睡觉

1 我们为什么要睡觉

以 90 岁作为一个人的预期寿命，以小时来计算上天赐给他所有的时间，他一共拥有 788400 个小时。而在这些时间中，睡眠又占去了最大的一块——超过 260000 个小时。

因此，每当我们感慨人生短暂的时候，就不由得叹息——人要是不用睡觉就好了！人为什么要睡觉？这个问题就类似于一加一为什么等于二，因为理所应当，所以很难回答。

简单来说，睡眠是生命延续的一种必需品。

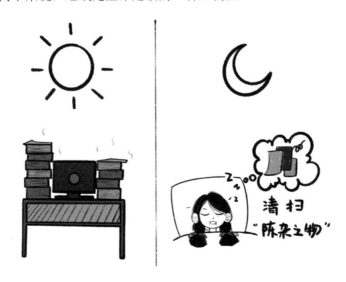

当人类的祖先还生活在草原、树木上时，睡眠无疑会给他们带来极大危险。但即便冒着风险，人类也要将三分之一的时间用在睡眠上。

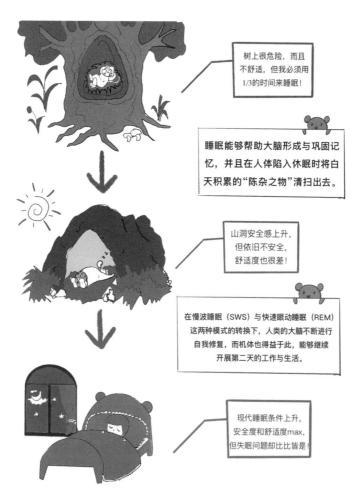

树上很危险，而且不舒适，但我必须用1/3的时间来睡眠！

睡眠能够帮助大脑形成与巩固记忆，并且在人体陷入休眠时将白天积累的"陈杂之物"清扫出去。

山洞安全感上升，但依旧不安全，舒适度也很差！

在慢波睡眠（SWS）与快速眼动睡眠（REM）这两种模式的转换下，人类的大脑不断进行自我修复，而机体也得益于此，能够继续开展第二天的工作与生活。

现代睡眠条件上升，安全度和舒适度max，但失眠问题却比比皆是！

睡眠在人类的演化过程中有极大意义，否则它也不会在自然的选择下一直被延续至今。从目前已证实的科学研究成果来看，睡眠最大的好处除了身体的休眠之外，还能够帮助大脑形成与巩固记忆。

白天的工作会让肌肉疲劳，因为体内的氧气会随着运动逐渐减少。长时间的活动会让肌肉产生大量垃圾，如果不能及时清扫，这些垃圾就会对人体产生永久性损伤。

负责清理人体垃圾的是淋巴系统，虽然淋巴系统可以清除身体垃圾，却无法清除大脑垃圾。那么，大脑在经过运动后应该如何清除垃圾呢？

根据睡眠医学研究，人类的大脑拥有一套类似淋巴系统的复杂管道，它可以通过脑脊液来清除大脑中的垃圾。而让大脑清除垃圾的，便是我们的睡眠。

就像"先有鸡还是先有蛋"的问题一样，我们无法说清究竟是睡眠不足导致疾病，还是疾病导致了睡眠不足。但我们知道的是，疾病与睡眠总是相互依存的。

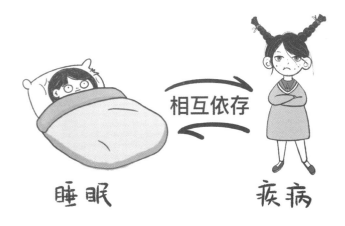

相互依存

睡眠　　　疾病

现代社会，有 80% 的成年人都被动被剥夺了睡眠。随着睡眠主动、被动地减少，各种各样的问题也接踵而来。除猝死外，阿尔茨海默病与帕金森病都会因睡眠不足而增加罹患风险。而即便是偶尔的睡眠不足，也会导致各类健康问题，让人体衰老，让人变得神经质。

　　从人体活动上讲，人类的睡眠本就是让自身活动减少，但经过刺激会立即觉醒的状态。这不仅是人类的特性，也是高等脊椎动物一种自发性的静息状态。

　　尽管人类在入睡后，大脑的活动似乎停止了，但实际上大脑还是运作的。通过脑电波活动，医学家们发现了睡眠模式下的两种大脑模式：慢波睡眠（SWS）与快速眼动睡眠（REM）。在这两种模式的转换下，人类的大脑不断进行自我修复，而机体也得益于此，能够继续开展第二天的工作与生活。

2 自控力与睡眠

比较贪杯的读者有没有发现，睡不好其实和喝醉是非常相似的。

信息从外界传入人的大脑，通常有两条路可选：

（1）近路：丘脑→杏仁核；

（2）远路：丘脑→扣带回→大脑各区域相应皮质→杏仁核。

杏仁核是我们大脑中负责处理心理问题的"事务官"，所有与情绪相关的问题都要通过杏仁核进行处理。

这条近路被称作"原始脑"，而远路则被称作"理性脑"。

"原始脑"很好理解，它负责处理人类最原始、最简单的情绪反应，比如喜欢的就想亲近、讨厌的就想逃离。

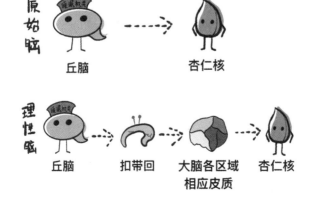

"原始脑"因为通路短，所以优点是反应快，缺点是携带信息少。

　　在远古时期，如果有一只老虎向人扑来，"原始脑"就会直接给予最简单的处理方式——迎战或逃命。在亿万年演变过程中，人类依靠"原始脑"逃避危险。

　　可随着时间推移，当人类不再面临大量的自然风险之后，"原始脑"已经不能满足人类进步的需要，于是，"理性脑"获得了开发。

　　理性脑由于通路较长，大脑可以对接收到的信息进行更精细的加工，可以对信息进行充分思考与解析，所以人们更易做出理性决定。

　　从睡眠角度看，"理性脑"的运作过程是这样的：

原始脑

理性脑

　　"原始脑"到了夜晚依旧不想入睡，它还想继续打游戏、看美剧。这时，"理性脑"说"不行，现在已经到了上床睡觉的时间了，如果你不上床睡觉，就会影响到明天的工作。"

　　"原始脑"只看眼前的利益，可"理性脑"能看到长远的后果，并为了以后的利益放弃眼前的诱惑。归根结底，"原始脑"和"理性脑"的区别就是有无自控力。

　　自控力与睡眠的关系，在睡眠医学和心理学上都早有研究，自控力较强的人，往往会拥有质量较好的睡眠。

　　而想提高自控力，最基本的就是提高能量基准，而能量基准的一个补充来源就是睡眠。也就是说，自控力和睡眠其实是一个相互促进的闭环，自控力较强的人往往能够睡得更好，睡得好的人会拥有较强的自控潜质。

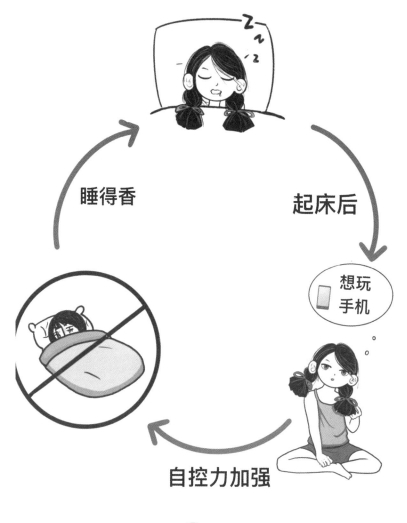

从医学上看，大脑与身体贮备能量的方式都是脂肪与葡萄糖，空气从肺部吸入体内，为身体和大脑提供血氧，也为自控力提供温床。而睡眠不足，会影响大脑对葡萄糖的吸收，也会让人更加疲惫，严重时还会造成大脑永久性损伤。

因此，自控力与睡眠是相辅相成、相互依存的，只有通过自控力控制睡眠，才能保证睡眠的质量，从而让我们的自控力更强。

3 怎样才算是睡得好

　　我们可以左右自己的选择，却无法左右自己的健康。健康的关键一环是抵御病菌的能力，这依靠的是我们自然的免疫系统，而影响免疫系统的诸多因素中，睡眠又是占最大权重的那一个。

　　一个良好的免疫系统，可以维持我们身体的健康，而良好的睡眠，又是为身体提供强大免疫力的关键。

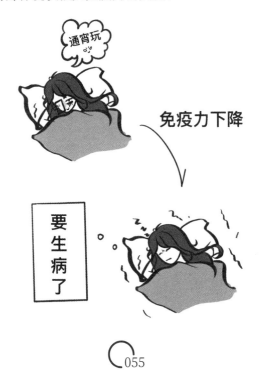

睡眠是调节人们作息的关键，白天，人身体每一个器官都各司其职地工作，细胞和器官也在不停地工作。夜晚，人们进入睡眠，身体进行自我修复。

电脑使用时间长了会发热，会对电脑造成损伤，人类长时间工作也是如此。

睡眠不仅可以消除疲劳，还能让人体产生新的活力。美国佛罗里达大学教授对一些健康的人进行了科学催眠，发现他们在入睡之后，体内的 T 淋巴细胞和 B 淋巴细胞明显上升。T 淋巴细胞和 B 淋巴细胞都是人体的免疫细胞，这项调查也就说明人体可以通过睡眠增加免疫细胞，从而加强我们的免疫系统。

那么，应该怎么睡才是最科学的呢？研究表明，人类的最佳睡眠时间是 8 小时，也就是说，大部分人要在晚上 10 点到清晨 6 点睡觉，而老年人的免疫力本来就弱，容易早醒，所以建议在晚上 9 点到清晨 5 点睡觉。

现在，我们来通过一个简单的公式看一下自己的睡眠质量：

睡眠质量=睡眠时间/在床上的时间

当睡眠质量高于85%，就说明你的睡眠是正常的；当睡眠质量达到90%，就说明你的睡眠质量很好了。

比如你选择在晚上 11 点上床，在 11 点 30 分左右睡着，并于次日 6 点 30 分醒来，7 点起床洗漱。那么，睡眠质量就是用睡着的 7 小时去除躺在床上的 8 小时，最后得出的结果是 87.5%，说明当日睡眠质量还算不错。

当然，我们还有更简便、更直观的方法来判断睡眠质量的高低。

首先，回想一下自己起床时的精神状态，是很快就能进入准备状态，还是磨磨蹭蹭、哈欠连天、不愿起床；再回想一下白天是否容易打盹，就能判断睡眠质量如何。

其次，早上我们是随着太阳起床，还是必须靠闹钟唤醒？除却个别时候，我们的大脑一般会自动醒来，如果不靠闹钟就无法按时起床，就说明睡眠质量不高。

最后，如果我们能在躺下的五分钟内睡着，则表示睡眠质量较高，如果辗转反侧，超过 30 分钟依旧难以入眠，则代表睡眠质量不佳。

此外，减少除睡眠外躺在床上的时间，可以有效提高我们的睡眠质量，这也是为什么医生建议失眠患者减少躺在床上的原因。

如今，人们的保健养生意识逐渐加强，但靠保健品增强免疫力还是会对身体造成负担。很多时候，最原始的东西反而是最科学有效的。毕竟只有睡好觉，才能让我们身心健康。

4 多睡未必好，睡眠时间因人而异

"哎，你怎么没精打采的啊，昨天又熬夜了？"

"不是，这两天双休，昨天特意睡了十几个小时，睡得头都疼了。你精神倒是不错，昨天晚上睡的时间挺长吧？"

"没有啊，我就睡了 6 个小时，觉得睡 6 小时完全 ok 啊。"

"不会吧，我睡十几个小时还困呢，你睡 6 个小时就够？"

……

生活中总有这种现象：有些人睡得很多，但白天却打不起精神；有些人睡得很少，但却精力充沛、精神饱满……

那么，我们到底该睡多长时间才合适呢？

在探讨这个问题前，我们先看看美国加州大学圣地亚哥药学院和美国癌症学会经过长期统计得出的结论——每天睡眠时长 6～7 小时的人，比每天睡眠超过 8 小时，或少于 4 小时的人死亡率要略低。

当然，这只是一个观察结论，还不能算作科学定论。但不可否认的是，在统计意义上，睡眠缺失或睡眠过多的群体，其死亡率确实要高于有睡眠保障的群体。

长期睡眠不足会影响身体健康，这种论断是符合科学依据的。但要说睡多睡少对生命健康的影响，直到现在科学界依然无法给出准确的论断。

其实，在睡眠时间上，不同年龄段的人所需的睡眠时间也是不同的。NSF（美国国家睡眠基金会）专家小组建议，不同年龄段人群睡眠的科学时间为：

0～3个月初生婴儿的睡眠时间在14～17小时之间；

4～11个月婴幼儿的睡眠时间在12～15小时之间；

1～2岁学步儿童的睡眠时间在11～14小时之间；

3～5岁学龄前儿童的睡眠时间在10～13小时之间；

6～13岁学龄儿童的睡眠时间在9～11小时之间；

14～17岁青少年的睡眠时间在8～10小时之间；

18～25岁青年人的睡眠时间在7～9小时之间；

26～64岁成年人的睡眠时间在7～9小时之间；

65岁以上老年人的睡眠时间在7～8小时之间。

医学界关于睡眠时间的讨论一直在持续，在具体的时间界定上也存在争议，但"不同年龄段的人群，在睡眠时间上有所不同"这一论断却是准确无误的。

青少年的睡眠时间应该在8～10小时之间，保证睡眠充足可以促进青少年身体与智力的发育。很多青少年因为睡眠时间不足，会出现课堂上注意力不集中的问题，进而会影响学习成绩的提升。而在记忆力和创造力开发方面，充足的睡眠也是一种重要保障。

从这个角度看，我们中学阶段一直提倡的"题海战术"和早晚自习，可能真的未必是一个特别好的选择。

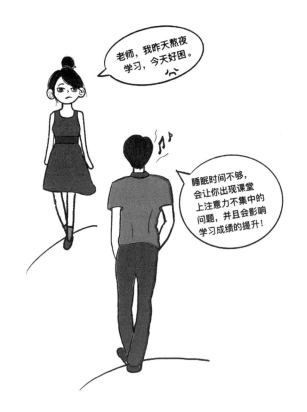

　　其他年龄阶段的人群也是如此，睡眠并不是时间越长越好，我们应该根据自己的年龄和身体状况找到与自己相匹配的睡眠时间。

　　我们的一生有三分之一的时间是在睡眠中度过的，充足的睡眠对于身体健康具有重要帮助。一些商界精英们废寝忘食、争分夺秒地工作，虽然创造了不小的成绩，但同时也为身体健康造成了不小的负担。有些人可能会觉得，自己只要睡够 5 小时就可以了，殊不知，这样长时间的"主动失眠"才是危害健康的隐形杀手。

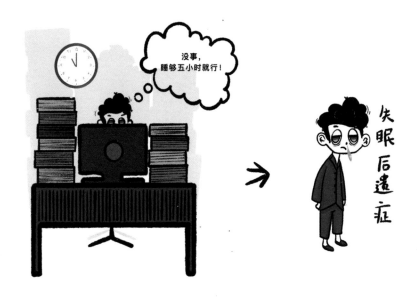

所以，只有正确睡眠，好好睡觉，才能保证我们的健康。

5 梦境与睡眠的关系

提到睡眠与做梦，大部分人都会想到弗洛伊德最著名的作品——《梦的解析》。

在这本书中，弗洛伊德提出了自己对梦境的分析与见解，比如"梦起源于人的主观意愿，其目的在于满足人的意愿"。

在弗洛伊德看来，梦境其实代表了人类大脑对某件事物的渴望——你做梦，无非是为了满足自己潜意识的欲望。

打个比方，我们在夜晚做梦时，梦到了与某位过世的亲人聊天，按照弗洛伊德的看法，这就证明你这段时间想起了他，或者说，你的潜意识想起了他，然后在梦中让你了解这件事。

那么，从科学的角度，我们该如何解释梦的存在呢？科学家将人类的睡眠分成了两个方面——REM 睡眠，即"快速眼动睡眠"；NREM 睡眠，即"非快速眼动睡眠"。研究表明，人类有 80% 的梦境都是在 REM 睡眠阶段产生的。

虽然目前没有科学的定论，但绝大部分睡眠学专家都相信，所有人都会做梦，甚至梦境也会存在于某些动物的大脑中。此外，人在每次做梦时，其睡眠频率都是相同的。

下面，我们来看一下睡眠与梦境之间的关系。

（1）当睡眠环境发生改变时，会引发多梦

不少人在搬家后，都会或多或少地出现失眠多梦等情况。从睡眠的角度上看，这其实是正常现象。

当人们离开了熟悉的睡眠环境，来到一个陌生的环境时，就会下意识地调节自己的适应力。当完全适应新环境后，多梦现象就会消失。

（2）睡眠规律颠倒引发多梦

自古以来，人类的作息规律便是"日出而作，日落而息"。可以说，这是人类原始的生活规律，也是最适合人类的作息规律。随着时代发展，"996"及上夜班成了不少上班族的工作常态，一部分人的作息规律也被强行打破，由此引发的状况之一便是多梦。

当然，这个问题也比较好解决，只要将生物钟调回之前的状态即可。

（3）心理压力大导致多梦

这是现代人最普遍的多梦原因。当前社会是一个竞争非常激烈的社会，不少人都会处在各种压力中。

婚姻、工作、经济、家庭……这些都是心理压力大的原因。

而过重的压力对睡眠非常不利，即便在夜晚入睡时，这部分人的压力仍不能释放，造成多梦问题。

所以，学会及时排遣、释放压力，是治疗多梦的良方之一。

（4）病痛导致多梦

当人们生病时，跟随生理防线一同减弱的还有心理防线。有些人一住院就会胡思乱想，从而引发多梦问题。

此时，我们要注意的是保养身体，配合医生治疗，当生理防线提高后，心理防线才能抵御不良刺激，从而解决多梦问题。

（5）负面情绪引发多梦

人区别于其他生物的特点之一，便是人拥有七情六欲。即便是得道高僧，也难免受到七情六欲的影响。虽然情绪本身是正常的心理现象，但如果我们不能及时梳理负面情绪，就会在修复睡眠的时候引发多梦，影响睡眠质量。

（6）不良生活习惯引发多梦

现代年轻人有很多不良习惯，比如熬夜时吃夜宵，睡前看恐怖片、做剧烈运动等，都可能影响我们的睡眠。

（7）身体疲劳也会引发做梦，多见于儿童。

由此我们可以看出，多梦是影响睡眠质量的一大问题。

晚上睡不好，白天醒不了，这就必然导致第二天的精神状态不好。因此，及时调节情绪与生活习惯，才是摆脱多梦的良方。

6 从睡不好到失眠，你正经历着什么

失眠，一种各个年龄段的人都可能经历的痛苦。

躺在床上时，你翻来覆去地"烙饼"，拼命想睡觉却始终睡不着。睡不着就会焦虑，焦虑就会更加睡不着，形成一个恶性循环。

失眠的症状特点为入眠困难、夜间多梦、夜间惊醒、晨起无法进入状态、白日嗜睡等。那么，我们能否根据这些标准来判断自己是否失眠呢？答案是不行，因为失眠是人类的一种主观体验，具体是指失眠患者对睡眠质量、睡眠时间不满意，并由此影响正常生活的主观感受。也就是说，判断失眠需要因人而异。

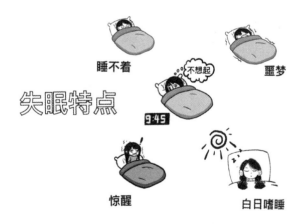

失眠原因

（1）生理原因

当外部环境发生变化时，人们就会从生理方面受到影响，继而导致失眠。

比如我们在使用交通工具时，不少人会因为颠簸、油味重、卧具不适、环境陌生等原因睡不踏实。在家时，我们也会因为卧室有强光、噪声等问题而产生失眠。

（2）身体疾病

失眠会随着身体疾病出现，一些疾病会在不同程度上引发失眠症状。比如胃肠疾病、心脏病、高血压、大脑疾病、关节病、肝胆病、肾脏疾病、哮喘等呼吸疾病，都会对人们的睡眠带来影响。

（3）精神心理因素

由精神心理因素引发的失眠，是因为情绪导致神经系统出现紊乱，影响了大脑功能和人体睡眠机制。也就是说，当我们在生活中受到打击、受到压力，或者内心焦虑不安、烦躁愤怒时，失眠就会如期而至。

（4）药物刺激

很多药物都可能让人产生失眠症状，尤其是一些含有苯丙胺的减肥药，它们会刺激人们的中枢神经，导致出现心悸失眠等症状，危害人体健康。除药物外，诸如酒精、咖啡、茶叶等饮品，都会对睡眠产生不利影响。

（5）对失眠的恐惧心态

有些人因为第二天的行程安排或工作任务，会害怕自己出现失眠，可这种紧张与压力反而会造成失眠。在这种情况下，只有放松身心才能真正摆脱失眠的掌控。

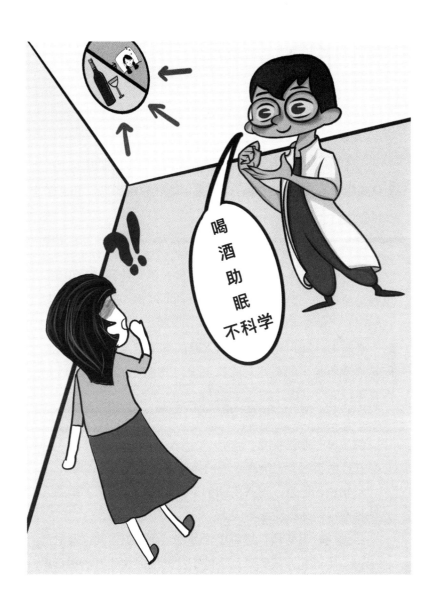

7 谁偷走了你的睡眠

从医学和心理学角度来看，"偷走睡眠的嫌疑犯"主要有以下"几位"：

嫌犯 A：各类声源

对于一些人来说，任何细小的声音都可能让他们失眠。电视机的噪声、邻居的走动声、窗外的叫喊声、枕边人的鼾声，这些都是"偷走睡眠的嫌疑犯"。

事实上，真正让他们难以入睡的并不是这些声音本身，而是声音所带来的突然之间的干扰。试着用一种持续微弱的声音覆盖这些干扰，就可以找回自己的睡眠。

嫌犯 B：睡眠环境

在一些情况下，睡眠环境的问题也会让人难以入睡。

乱糟糟的卧室，射入房间的干扰光线，床褥上的螨虫，这些都是影响睡眠的重要因素。

将你的睡眠环境打造得更像卧室，而非工作间，及时清洁床褥，用遮光帘或眼罩来隔绝干扰光线，这些方法都可以解决睡眠问题。

嫌犯 C：入睡状况

　　躺在床上想得过多，睡觉之前饥饿难耐，也是影响睡眠质量的重要因素。

　　如果带着情绪问题入睡，你的睡眠状况肯定也不会好。如在白天与人发生争执，愤懑不平，在晚上你就会很难入睡。在睡觉前把问题想清楚，或者将问题都写下来，不要带着烦恼上床，这对你应该有所帮助。

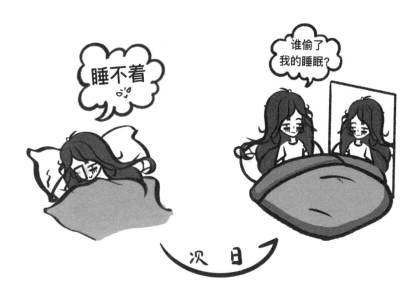

只有抓住了"嫌疑犯"，才能从根源上搞清楚失眠睡不着的原因所在。对症下药，才能药到病除。

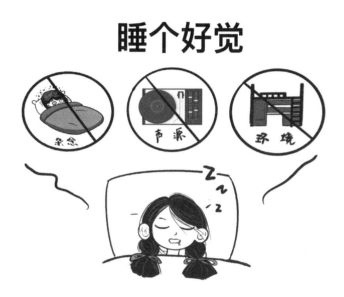

8 让人又爱又恨的安眠药

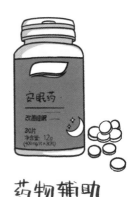

药物辅助

"医生,我最近失眠很严重,严重到影响我日常生活的地步了,我该怎么办啊?"

"那我给你开一些助眠的药物吧。"

十天后:

"医生,我现在一停药就睡不着,怎么办啊?"

"那就继续服用吧,慢慢戒掉。"

是的,大部分医生在这种时候都会使用"戒掉"一词,因为绝大部分安眠药品都具有依赖性。

但我们前面已经提到,失眠的原因有很多种,如果盲目服用安眠药,不但不能解决问题,反而会带来一系列问题。比如患有"呼吸暂停综合征"的患者,如果服用安眠药,症状就会加重,会让他睡得更加不安稳。

而医学研究者们也发现,绝大部分安眠药的功效只是将人们平均入眠的时间缩短了 10 分钟。也就是说,服用安眠药的人群比不服用的总睡眠时长大约增长了 10 分钟,仅此而已。

那为什么人们会觉得安眠药很有效呢？那是由于安眠药的成分会导致人脑部"失忆"，让人一觉醒来后，记不清自己的睡眠情况，服药的人只是误以为安眠药对睡眠有所改善。

而且，服用安眠药会产生很多副作用，比如白天嗜睡、眩晕、意识不清醒、夜间梦游等，甚至还会增加患癌概率，产生死亡风险。

此外，安眠药对身体的影响也是我们无法控制的。一些安眠药会让血管紧缩，增加心脏负担，甚至影响服用者的生育能力。在一些国家，一些安眠药甚至被当做避孕药使用，可见其副作用之大。

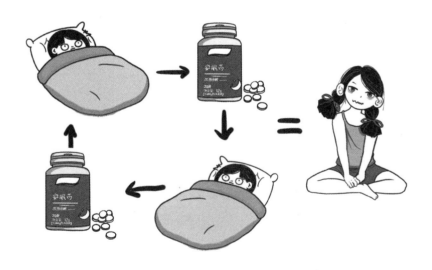

凡是有安眠药服用史的患者，都应该知道安眠药所谓的"半衰期"。

半衰期是一种医学术语，指的是药物在血液中的浓度降低一半时所花费的时间，这个时间也就是我们俗称的"药劲儿"。

随着安眠药使用次数的增加，药物"半衰期"会越来越短，为了继续维持效果，患者就必须加大服用剂量，从而导致患者对安眠药产生依赖性。

除了依赖性外，安眠药还具有一定的反弹性。就像开头的例子一样，不少朋友在服用安眠药后，发现自己的失眠症状暂时得到了缓解。可让人苦恼的是，只要一停止服用安眠药，他们就会立刻失眠。于是，一部分患者只好选择长期服药，药不离手。但其实，我们需要减少安眠药服用次数，逐步摆脱安眠药对人体的反弹。下面我们来看一下安眠药的情况。

虽然安眠药品的镇静催眠效果越来越好，副作用也更少，不过其副作用也不可轻视。

在服用安眠药后，不少人都会在次日出现头脑昏沉等现象，症状与"宿醉"相似。另外，大部分安眠药具有成瘾性，因此，想服用安眠药的朋友一定要严格按照医嘱处方使用，不能自我诊断盲目服药。一些急性失眠患者要去医院及时治疗，按照医生的嘱咐选用最新型的安眠药品。治疗完毕，要逐渐减少服用量，避免让急性失眠症状慢性化。

如果我们发现自己实在离不开安眠药，也不要盲目继续服药，可以去咨询专业医生，在医生的帮助下，逐渐停止安眠药的服用。

小贴士：

　　孕妇、哺乳期妇女，呼吸暂停综合征患者，如出现失眠问题则需就医，切不可使用安眠药品；

　　饮酒的失眠患者不可服食安眠药品，否则会出现神经损伤；

　　褪黑素等保健药品是不能代替安眠药物的，反而会加重患者对保健品的心理依赖性，所以褪黑素等保健品也要根据医嘱服用，不要盲目服食。

9′ 失眠症还是要靠自愈

　　中国有一个成语叫"魂不守舍"，出自《三国志·魏书·管辂传》，用来形容人精神恍惚、心神不定。

　　其实，睡眠方面出现的问题，也可以用"魂不守舍"来解释：

　　白天，我们的"魂"就是各种各样的活动，其中也包括精神活动。到了晚上，"魂"需要回归"舍"，进入休息状态，也就是我们常说的睡眠状态。

　　而失眠症就是"魂"或者"舍"出了问题。

　　从睡眠医学角度看，如果是"舍"出了问题，那么只要修修补补即可。比如我们身体出现了病理原因，只要把病治好，失眠问题自然好解决。

　　真正让人苦恼的是"魂"的问题，因为引发心理问题造成失眠的原因是多种多样的，每个人的心理问题都不同，这时候，医生与药物只能起辅助作用，最重要的还是患者的自我调节。

　　说实话，这个世界上有三分之一的失眠症，都可以通过患者的自我调节来自愈。因此，当你感到有失眠问题产生时，不妨先将自己前段时间的生活回顾一下，看看失眠是从什么时候开始的，最近又有什么让你烦心的事情。

　　很多医生听说患者失眠后，都会直接开辅助睡眠的药物，但前面已经提到了，这是治标不治本的。长期服用安眠药，只能修补你的"舍"，却无法修补你的"魂"，还会引发抑郁问题，而服用解决抑郁问题的治疗药物也会引发失眠，造成往复循环。

那么，我们在不去医院就医的情况下，如何诊断自己的失眠问题呢？下面，我们一起来看一下这份来自临床医学的失眠评估表。

失眠症评估表

1	确定自己是否患有呼吸系统、内分泌系统、心血管系统、神经系统、消化系统和皮肤病等疾病	必要评估项目
2	明确自己是否有记忆障碍、焦虑障碍和心境障碍等精神障碍	必要评估项目
3	是否有滥用抗抑郁药、镇静药、镇痛药、中枢兴奋性药物、茶碱类药、酒精与类固醇等药品问题	必要评估项目
4	回顾过去半个月到一个月内的睡眠状况，最好辅助使用睡眠监测仪器，对入睡时间、睡眠持续时间、夜间觉醒次数、夜间觉醒时长等进行评估	必要评估项目
5	借助匹兹堡睡眠质量指数（PSQJ），对睡眠质量进行评估，同时使用指脉血氧监测仪对人体的夜间血氧进行监测	必要评估项目
6	确定自己没有其他损害日间功能的疾病	必要评估项目
7	如果出现白日嗜睡状况，则确定自己没有呼吸紊乱等睡眠障碍	必要评估项目
8	全面记录自己的实际睡眠时间（即实际睡眠时间/在床上的时间×100%），如果有起夜等活动也要如实记录，同时要明确自己的午休是否过长、白日用药是否会影响睡眠等	建议评估项目

10 去医院前，先听听医生怎么说

当我们因为睡不着觉而痛苦万分时，第一个反应就是去医院寻求帮助。

但是，在去门诊之前，我们不妨先来了解一下医生会怎样询问你。

当我们走进门诊后，医生会先让你陈述一下失眠的症状。这时，你需要如实陈述，最好说一些细节性的问题。如果你在失眠阶段有服用什么药物，也要一并告诉医生，看所服药物是否与睡眠有所冲突。

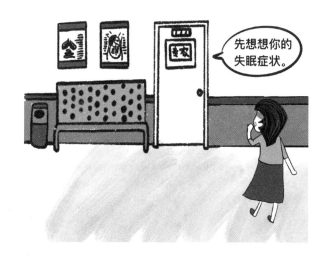

先想想你的
失眠症状。

你需要陈述的具体内容有：

睡前习惯。如睡前抽烟、睡前饮酒、睡前使用手机时间过长、吃完夜宵立刻睡觉等。

所服药物。

睡眠模式。如多久才能入睡、起夜次数、白天睡眠时长、是否经常黑白倒班工作等。

生活方式。是否运动量过大，饮用咖啡过多，有没有吸毒（一定要如实回答）等。

精神健康方面。是否从事压力过大的工作，有没有感情障碍，最近有无焦虑情况。一些医院会根据你的回答，让你填一份抑郁症问卷，一定要如实填写。

身体健康方面。是否有心脑血管疾病、胃病、外伤等。

在我们做出回答后，医生已经详细了解了你的睡眠历史，接下来就是身体检查了。具体有血检和尿检，看是否因生理问题（如甲状腺功能紊乱等）失眠。

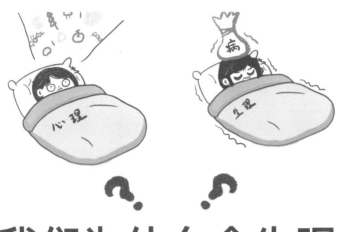

我们为什么会失眠

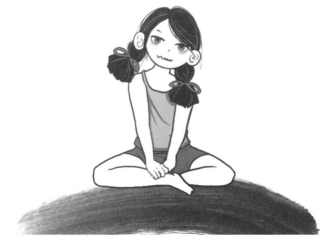

在检查结束后，医生会要求你做一份为期 1 ～ 2 周的睡眠日志（如本书最末小节），然后再根据检查结果和你的睡眠日志，具体讨论一个可行的治疗方案。

给予你的方案或许是药物性的，或许是心理方面的，不管是哪方面，我们都要做到配合医生，同时向医生询问药物的副作用和后期管理，以及心理治疗的注意事项。

通常情况下，失眠应前往神经内科就诊，也可以根据自己的实际情况选择科室。我们要学会对自己的失眠问题有一个大概的把握，做到在去医院前"对症下药"，修复睡眠，比如不少人失眠其实是因为血压增高，此时只需在家中测一下血压即可发现问题根源。

11 十大失眠凶手，你中招了没

不少人一失眠就变得紧张焦虑，迫不及待地想通过服药的方式修复睡眠。

可是，你有没有想过：你的失眠，也许正是因为服用了这些药物？

也有不少人患上各种"富贵病"，还有不少人陷入了盲目"养生"的泥沼。殊不知，让我们失眠的"凶手"也许正是它们。

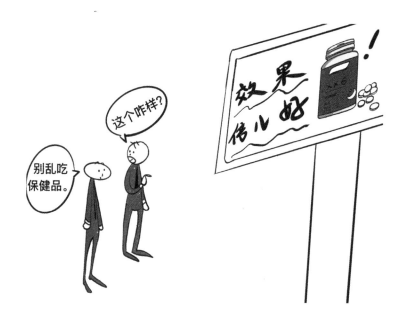

失眠凶手一：补品、保健品

曾经，人参、阿胶、红枣、虫草等物是供给老年人保健的补品。可随着"养生热"的掀起，不少年轻人也开始了"炖汤用参须""保温杯泡枸杞"等潮流。

然而，诸如人参类的药物是补气补血的暖中药物，如果睡前服用就会因为烦热、兴奋等原因失眠；红枣、阿胶包括红糖类补品是女性朋友的最爱，但如果睡前服用，则会造成脾胃等消化器官的负担，从而引发失眠。

失眠凶手二：抗高血压药品

高血压患者经常会出现失眠问题，因为有些抗高血压的药物如果不遵循医嘱盲目服用，就有很大概率引发失眠问题。

失眠凶手三：健脑益智类药品

我们要先明确一点：不是所有的健脑益智类药品都会引发失眠。但含有吡拉西坦成分的药品却会对睡眠产生影响。因为吡拉西坦（γ-氨基丁酸的衍生品）虽然能修复和激活脑神经细胞，也能提高大脑对葡萄糖的吸收使用能力，但却容易造成大脑兴奋，继而引发失眠。

失眠凶手四：抗心律失常药品

心脑血管疾病是全球第一大疾病，不少人家中都常备抗心律失常的药品。但这些药品中含有奎尼丁、丙吡胺和普鲁卡因胺等成分，这些成分会对睡眠产生影响。如果我们本来就有睡眠问题，在服用抗心律失常药品时，一定要听从医生嘱咐。

失眠凶手五：平喘类药品

平喘类药品大多含有氨茶碱、麻黄碱等，这类成分会刺激中枢神经系统，造成神经兴奋。如果睡前服用平喘类药品，就有可能引发失眠。

失眠凶手六：糖皮质激素

有些糖皮质激素含有泼尼松、地塞米松、甲泼尼龙等成分，长期服用这类药物，会明显引发失眠，因此要根据医生嘱咐进行周期性服用。

失眠凶手七：胃药

胃病已经成为年轻人和老年人的通病，但是，长期服用胃药会造成失眠。比如常用的胃必治、枸橼酸铋钾胶囊、胃得乐等药品，有可能含有铋成分。长期服用含铋成分的胃药会导致铋中毒，继而引发头痛和失眠的现象。

当然，这个前提是长期服用胃药。只要我们科学服药，遵循医嘱，就能减少失眠情况的发生。

失眠凶手八：抗结核药品

抗结核药品是可以诱发失眠的，这是大部分结核患者都知道的事情。因为部分抗结核药品中含有异烟肼，大量服用会让中枢神经兴奋，继而产生失眠。

失眠凶手九：利尿剂

利尿剂的作用是促进排尿，如果睡前使用就会造成起夜频繁诱发失眠。如果排尿过多，还可能造成钾流失，引发心血管节律异常，造成睡眠障碍。

失眠凶手十：抗抑郁类药品

常见的抗抑郁药品有普鲁替林、去甲替林、氯丙嗪、地昔帕明、丙米嗪等，这些都有可能引发失眠。

当然，如果有其他病症，我们也不能因为失眠问题就停止服药治疗。相反，我们应该做到心中有数，多与医生沟通交流，这样才能找到治疗失眠的最好方案。

12 原发性失眠与继发性失眠

当我们出现失眠问题，或者自查或者就医时，常会看到或听到这样两个词：原发性失眠和继发性失眠。那么，两者究竟是什么，我们又该如何应对呢？

继发性失眠，主要是指失眠患者具有神经系统疾病、精神疾病、躯体疾病和其他睡眠疾病，继而出现失眠、睡眠质量下降等症状。而原发性失眠则不同，它是指纯粹的失眠症状，不受其他疾病的干扰。

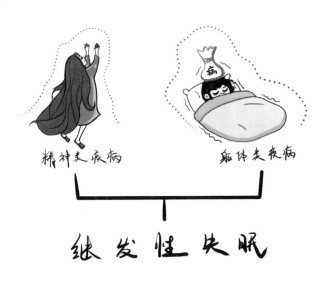

精神类疾病　　　　躯体类疾病

继 发 性 失 眠

从范畴上讲，继发性失眠主要包括因躯体疾病、精神障碍和药物滥用等引发的失眠，这种失眠的特点是与所患疾病同时发生，当疾病治疗结束后，失眠症状也会随之消失。近年来，由于睡眠医学上很难确定这些疾病与失眠间的因果关系，所以提出了"共病性失眠"的概念。这个概念被用来描述那些与病症同发的失眠。

　　原发性失眠，在临床上很难明确病因，所以我们也可以将原发性失眠理解为心理原因诱发的失眠，共分三类：心理性失眠、主观性失眠和特发性失眠。

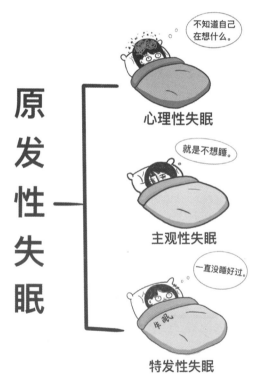

原发性失眠主要有以下表现：

性格敏感警觉、心浮气躁

在失眠发生前，有一段时间过于劳累、压力过大或过于紧张焦虑

主观性失眠诉求：明明睡着了还打呼噜了，但醒来后却坚称自己没有睡

有起夜、多梦、易惊醒等情况，且持续时间较长

经医院检查没有与睡眠有关的疾病存在

为了提高睡眠质量，未经医嘱盲目服药

从临床看，继发性失眠要比原发性失眠易于治疗，原发性失眠患者较继发性失眠患者更为焦虑、紧张、压抑、忧郁，所以出现原发性失眠症状的患者，需要在失眠症状出现后及时就医，配合医生的药物与心理治疗，保证睡眠健康。

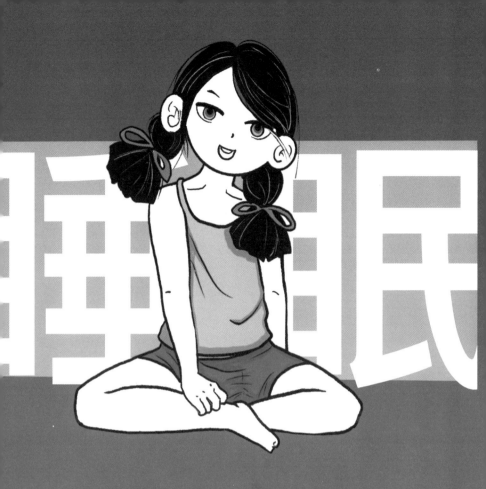

睡眠

——第三章

"能睡着"不代表你"会睡觉"

1 睡着了不等于睡好了

美国一位博士曾说，"如果有一种药，能够同时治疗你的色衰、肝脏、胆囊等疾病，那这种药一定是睡眠。"可见，睡眠对人类来说是件非常重要的事情。

那么，怎样才算是好的睡眠呢？

有人说，只要我睡着了，就证明我的睡眠没问题；有人说，只要我睡的时间足够多，就证明我的睡眠质量高；也有人说，我昨天晚上睡得太少，今天中午多补会儿觉，就可以把睡眠补回来。

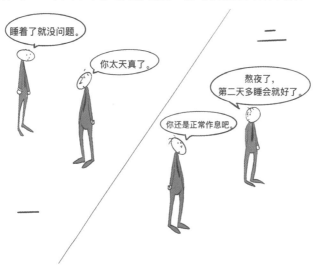

从科学上看，这三个观点都是错误的，下面我们来一一解释。

首先，睡眠质量并不能通过"能否入睡"来作为评判标准。只能说，如果你不能顺利入睡，那你的睡眠质量肯定不好；但就算你能顺利入睡，你的睡眠质量也不一定好。

判断睡眠质量好坏的，应该是第二天的精神状态。

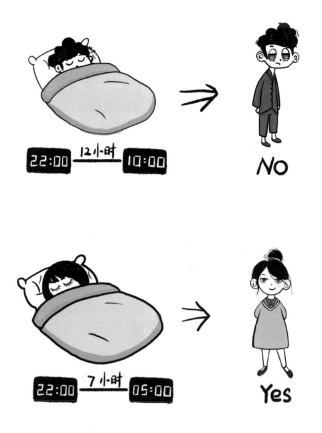

清早，当我们睁开眼的那一刻，如果感觉神清气爽，精力旺盛，那就证明我们昨晚的睡眠质量不错；可如果我们不想起床，觉得没有睡够，精神也浑浑噩噩的，那就证明昨天晚上的睡眠质量不怎么样。

　　其次，睡眠质量与睡眠时长并无直接关系。前面已经提到了，如果我们睡的时间太久，反而会影响睡眠质量，人们常说的"睡蒙了"就是这个意思。

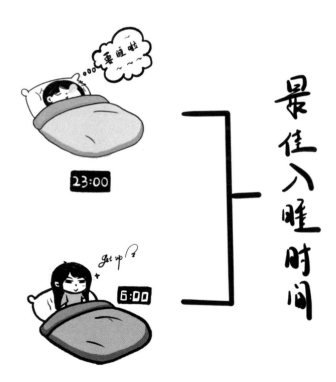

如果我们的睡眠时间过长，就会让睡眠神经长期活跃，甚至压制其他神经的活动。如此一来，我们白天必定是哈欠连天，毫无精神，甚至会头昏脑涨，难受万分。

　　最后，"补觉"的说法是不科学的。如果延长午睡时间，或者在熬过通宵后整日补觉，就会引发睡眠神经活跃，反而影响生活。

　　睡着了不等于睡好了，我们一定要通过科学方法进行判断，这样才能对自己的睡眠质量有一个整体的把握，进而改善我们的睡眠。

2 睡眠的阶段性障碍

睡眠问题似乎成了现代人的通病,即便是非常养生的人,也难逃睡眠不足等问题。

根据调查、研究发现,睡眠问题会造成各种危害,除了衰老、精神萎靡等,还会增加各类疾病风险。

本节我们探讨的是睡眠的阶段性障碍。不同的睡眠障碍,会让人体产生不同的问题。下面我们来具体解读一下。

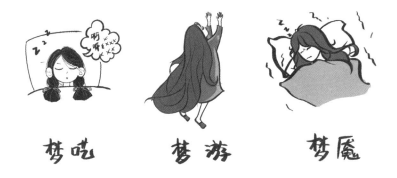

梦呓　　　　梦游　　　　梦魇

梦呓

梦呓，又被称作"说梦话"，指的是人体在睡眠过程中，发出除打鼾以外的声音，如说话或唱歌，且当事人醒来后不能回忆。

梦呓是睡眠障碍的一种，且与精神方面的因素息息相关。不少人都有过梦呓的经历，当我们劳累过度时会偶然出现梦呓现象，这并不需要担心。但如果是频繁梦呓，就会严重损害精神，让人出现白日嗜睡、困倦不安、精神萎靡、四肢乏力等问题。如果是二人同眠，还会影响同床者的睡眠质量。

现代医学研究发现，梦呓其实与人们的精神因素有关。除了前面提到的劳累过度外，当人们承受较大压力时，也会出现梦呓的情况。

大部分人都认为，梦话是人对梦境的描述，但其实并非如此。梦呓并不出现在快速眼动（做梦）阶段，而是出现在之前的深睡阶段。也就是说，只要我们让自己的精神放松，让自己的心态变平和，就能有效改善梦呓情况。

睡行症，又被称作"梦游症"，指的是人们在睡眠时无意识起身，在室内或室外进行一些简单活动的状态。

在睡行症发作时，患者自己不会有所发觉，且无论是即刻清醒还是次日清醒，患者都无法回忆自己的状态。

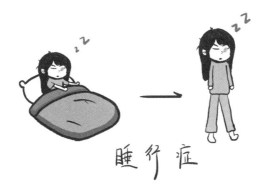

睡行症

根据睡眠划分的阶段来看，睡行症的发作时间通常是在第四阶段，也就是深睡阶段，且儿童较成人发病多，男人较女人发病多。如果我们确定自己或身边人患有睡行症，就要将房间内的危险物品放置好，门窗也要关锁，家具的尖锐部分（如桌角、床角等）用布包上，以免患者在睡行症发作时发生意外。

要注意的是，在患者梦游时我们不能强行将其唤醒，否则会令其出现躁动激动、记忆力障碍等问题。有睡行症的患者需要去医院诊断并积极配合治疗，以免影响睡眠质量，对身体造成更大的危害。

在睡眠时，我们有时会因在梦中受惊而发出喊叫，或者感到有什么东西压在身上似的，让人动弹不得、难以清醒。有时，我们还会出一身透汗，感觉整个身体就像被掏空了般。这是为什么呢？其实是因为梦魇。

梦魇，就是人们俗称的"鬼压床"。这种情况出现的原因是我们的肌肉神经尚未苏醒，但神志已经清晰。

梦魇是睡眠障碍，也是一种生理现象。只要有人在梦魇时将其叫醒，或将其拍醒，这种情况就会立刻消失。梦魇的现象十分普遍，我们不妨做个有趣的小测试：在刚睡醒时，我们无法将拳头完全握紧。这是因为中枢神经不同步工作，如果我们强制握拳，就会因为压力而胸闷、呼吸困难、浑身出虚汗等（与梦魇症状相同）。

产生梦魇的原因，多是人体从事了过重的体力劳动，或者大脑皮层高度紧张。有时候，患有胃肠疾病（诸如消化不良）的人群也可能出现梦魇。

在出现梦魇时，我们只要正视这种现象，给自己"我可以自己醒过来""我要从这个状态中清醒"等心理暗示，就可以帮助自己克服梦魇这种睡眠状态。

梦 魇

3 掌控睡眠节奏，尝试做睡眠的主人

　　马上就是休息日了，很多人脑子里充满了"明天不用上班，熬夜玩，大不了明天睡个'回笼觉'，想几点起就几点起"的想法。

　　可当他们玩够了准备入睡时，却发现这样令人兴奋的想法反而让大脑兴奋到无法休眠。好不容易入睡了，第二天却还会跟往常一样起来，即便睡了个"回笼觉"，也是头晕脑涨、昏昏欲睡，根本没办法补充精力……

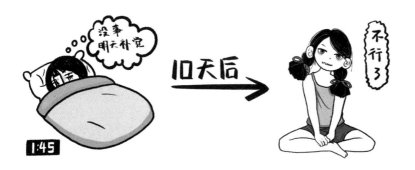

　　这种情况是很常见的，有些人习惯在早上醒来后再睡一个"回笼觉"，殊不知这种行为其实是在强行干扰睡眠节奏，让自己的生物钟紊乱。

夜晚的睡眠节奏被打乱后，"回笼觉"又会将白天的时间大大缩短。在睡眠质量得不到保证，而白天又需要工作时，人们就会尝试各种"提神醒脑"的方式，试图强迫自己的大脑保持正常的运作。可这样一来我们只会更加焦虑。最后，我们会发现自己越想集中注意力，注意力就越不能集中……

其实，这种"回笼觉"就像贷款，你总觉得自己可以补回来，但事实却是越欠越多。随着身体的疲劳不断累积，你就会愈发身体乏力、思维混乱。一般情况下，如果你连续"贷款"超过10天，就会出现身体透支，造成一系列健康问题。

这就像中国古代的太极图，"阴阳平衡"与"昼夜平衡"一样。如果用夜晚的时间持续白天的活动，再用白天的时间弥补晚上的睡眠亏空，最后的结果就是白天昏昏沉沉，夜晚无法入睡，身体越来越差。

在睡眠中，REM（即快速眼动）睡眠与非REM睡眠（除快速眼动睡眠外的其他睡眠）就像太极图的关系，它们是相互循环、相互促进的。如果强行打乱二者的平衡，就会让人暴躁易怒、无意识犯错，还会导致脾胃失和、记忆力下降、内分泌失调等问题。

所以，若想掌控睡眠的节奏，就不要存在"晚上多玩一会儿，明天多睡一会儿"等侥幸心理。要学会给自己的大脑下指令，只有这样，我们才能真正掌控睡眠节奏。

4 用仪器记录你的睡眠

　　睡眠是与人类生活息息相关的事，也是我们每天都要进行的事。人类为什么要花费这么久来睡眠呢？那是因为睡眠掌控着人的生理和心理健康，如果睡眠出了问题，那身体的其他机能也会跟着受到牵连。

　　据科学资料显示，人类只要连续 5 天不睡眠，就有可能发生猝死，因为睡眠是掌握生命机体正常运作的主要环节。可随着生活节奏的不断加快，越来越多的人开始习惯用睡眠来换取其他东西（金钱、娱乐等），这也是为什么现代人频频患发失眠等问题。

　　为了更好地掌握睡眠情况，睡眠监测装置应运而生。

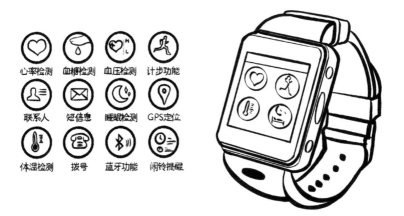

睡眠监测装置可以将睡眠质量的好坏更加直观地展现给人们，它会通过内置的心率传感器对人在睡眠时的心率与呼吸进行分析，从而判断人在入睡、浅睡、中睡、深睡、快速眼动以及清醒时的状态，有些睡眠监测仪器甚至还能检测出人体是否有糖尿病、高血压等疾病的潜在风险。

睡眠检测仪器会根据人们睡眠时间的长短，以及五个阶段睡眠时间的具体问题，将睡眠报告做好评估并反馈给我们。这样一来，我们就可以根据反馈情况调整自己的睡眠。

除了常规的睡眠监测外，睡眠监测仪器还可以用来检查哮喘、肺病以及OSAHS（即阻塞性睡眠呼吸暂停低通气综合征）等。而且，睡眠检测仪器不挑人群，超过60岁的老年群体也可以使用。

大部分人尤其是年轻人，对睡眠的重要性没有一个正确的意识。如果不是失眠给生活、工作带来影响，他们可能会更加忽略睡眠。但千万不要觉得睡眠是件小事，一些具体的风险数据，也会让忽略睡眠的人心头一惊：根据科学调查，睡眠质量差会引发抑郁症，并显著提高中风风险。

所以，如果想做一个健康的人，使用睡眠监测仪器关注睡眠、保持睡眠总是没错的。

5 找一个最佳的入睡时机

据广东省中医院心理睡眠科研究表明，人类的最佳睡眠时间是晚上 9 点到次日 5 点。因为在 5 点到晚上 9 点，人体会因各种活动产生能量，而晚上 9 点到次日 5 点，人体会进入修复时间，细胞也会不断推陈出新，及时转化能量。

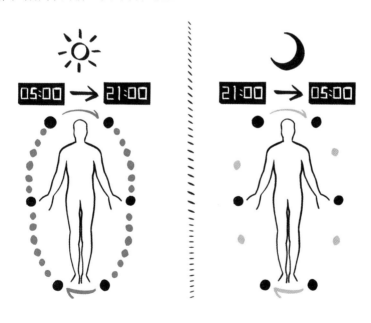

但显然，大部分现代人都无法完成这一睡眠时间。那么，我们的最佳入睡时机究竟是什么时候呢？

我认为：对大部分人来说，最佳入睡时机为晚上 11 点之前，而最佳起床时间为次日 6 点左右。

在人类漫长的进化史中，形成了睡眠节律与调节睡眠的生物钟。可上夜班、通宵上网、熬夜娱乐等活动却在肆意破坏我们的生物钟，打乱我们的睡眠节律。

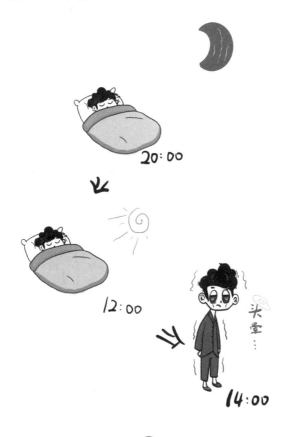

我们来看一下睡眠周期：人体的睡眠周期通常为 2 小时。也就是说，如果我们的睡眠时间为 8 小时，那就有 4 个睡眠周期。

按照人体睡眠阶段的脑电图模式，我们又可以将睡眠周期划分成 5 个阶段，这 5 个阶段就是我们在前面小节中提到的：

第 1 阶段——入睡阶段（非 REM 睡眠阶段）

刚入睡的人很容易醒来，尤其在突然听到什么声音之后。由于入睡阶段属于清醒与睡眠间的转换期，因此这段时间通常很短，大概持续 10 分钟左右。

第 2 阶段——浅睡阶段（非 REM 睡眠阶段）

我们入睡后，经常会因为一个短暂的梦而突然惊醒，这是因为我们进入了浅睡眠阶段，这一阶段通常为 20 分钟，是一个容易自行惊醒的阶段。

第 3 阶段——中睡阶段（非 REM 睡眠阶段）

在中睡阶段，我们会逐渐失去意识，并且不容易自行醒来，也就是我们常说的"睡着了""沉睡了"。这一时期的持续时间大约 40 分钟。

第 4 阶段——深睡阶段（非 REM 睡眠阶段）

在中度睡眠之后，我们就会渐渐进入深睡状态，也就是大家常说的"睡死了"。这段时间不会太长，通常有 20 分钟左右。

第 5 阶段——快速眼动阶段（REM 睡眠阶段）

眼球快速转动就证明大脑进入了做梦状态，通常情况下，快速眼动为每分钟 50 ～ 60 次，持续时间大概是 5 ～ 10 分钟。

虽然前面列出了具体的数据，但每个人的身体状况是不同的，有的人每天睡 6 小时，就可以保持饱满的状态；有的人即便睡 10 小时，第二天醒来后也会昏昏沉沉。

所以，不用刻意按照表格改变自己的睡眠时间。我们只需按照自己的状态，制订一份适合自己的睡眠计划即可。

6 巧用水声，提高睡眠质量

中国自古便有个观点，那就是"女人是水做的"。其实从生物角度看，男人和女人基本都是水做的，因为人体有 70% 的成分是水。

巧的是，地球的组成部分中，也有 70% 是水。而且，最早的人类也是傍水而栖的。可以说，水是地球生命的起源。

人类与水的关系，是从上古时代一直延续至今的。而水，也与我们的睡眠息息相关。

在漫长的进化过程中，水覆盖了全人类，也覆盖了人类的各个年龄段，可以说是跨越时间与空间的存在。因此，世界上各类人群都会对水产生亲切感与安全感（极少部分水相关恐惧症患者除外）。

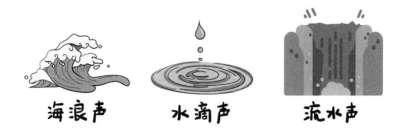

海浪声　　　水滴声　　　流水声

基于此，心理学家开始经常使用流水声、海浪声和水滴声作为辅助治疗心理疾病的工具。因为这些水声会让人放松心情，治愈身心，并且让人感受到自然的原动力。

睡眠也是如此，如果我们播放以水声为主要旋律的声音，也能让人们快速进入睡眠状态。

在这种理念的启发下，瑞士一家音乐公司推出了这样一类音乐，也就是睡眠学中很有名的——班得瑞音乐。

班得瑞音乐的主创奥利弗·施瓦茨用阿尔卑斯山林的自然声音编曲，它不夹杂一丝一毫的人工音乐，为睡眠提供了很好的帮助，被不少心理专家用于助眠。

这种促进睡眠的方式是有依据的，经调查，不少有睡眠问题的患者，在卧室放置鱼缸后，都在不同程度上改善了睡眠。这是因为鱼游动的声音恰好能帮助他们从"睡着"过渡到"睡眠"，继而提高了睡眠质量。

当然，如果你是对声音非常敏感的人，则不建议选择此种方式。否则，你会因为声音变得精神专注，反而对睡眠产生不利影响。

7 打败睡眠的可能是"清醒"

"丁零零……"

早上的闹钟总是格外刺耳，不少人都会选择设置 3 ～ 5 个 5 分钟闹钟，好"帮助"自己从睡眠"过渡"到起床。

可是，设置多个闹铃有个问题，那就是刚睡着就被吵醒，再睡着又被吵醒，如此反复多次，最后起床洗漱时，还是精神萎靡，根本没有调整好一天的状态……

有时候，让我们一整天萎靡不振的，也许就是这些清醒方面的问题！

如果我们在睡醒后，没有按部就班地起床活动，而是躺在床上磨磨蹭蹭不愿动弹，就会助长睡眠神经的活跃性，促使它过度活跃。其后果就是让其他神经处于静态甚至休眠状态。这时，我们就会感到头晕脑涨、迷迷糊糊和精神不振了。

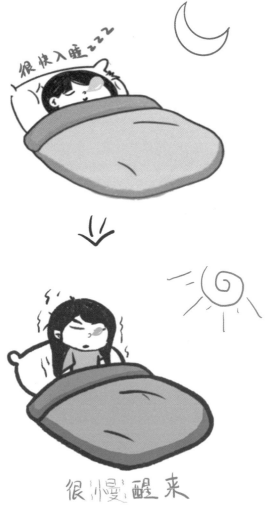

那么，如何从睡眠状态快速转入清醒状态呢？

（1）耳朵拉伸法

这种方法是最简单有效的方法，能够让人体快速进入清醒状态。

具体操作是：起床后，用双手捏住两只耳垂，并向下拉 3 秒钟，之后轻轻揉搓两只耳朵，这样能够促进血液循环，让人尽快调整状态。

耳朵是人体皮肤最薄的部位之一，而且非常敏感。拉伸、揉搓耳朵能让刺激传达到全身，帮助人体转换到清醒模式。

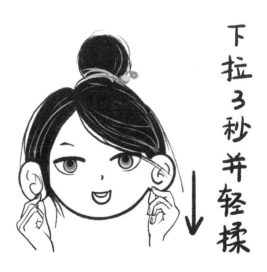

下拉 3 秒并轻揉

（2）阳光利用法

阳光是唤醒生物钟的重要方式，睡眠质量较高的人群在起床后，通常会将窗帘拉开，让身体接受阳光的洗礼，懂得养生的人更会将餐厅设置在晨光能照射进来的地方。

在阳光下吃早餐，能让身体更好地进入清醒状态，也能帮助人们迎接新一天的工作。

（3）做一些拉伸或体操

起床后，我们的肌肉会处在松缓状态，此时做一些拉伸和运动量不那么大的体操，有利于帮助肌肉更快进入工作状态。

一种名为"猫式伸展操"的拉伸体操在日本广受欢迎，这种体操是让人在起床后，像猫一样弓起身子做一个缓慢的拉伸。"猫式伸展操"不仅能帮助矫正因睡眠僵直或弯曲的脊椎，还让人们尽快迎来清醒。

8 左右脑轮休很重要

逛完超市，提着一大袋子东西回家时，我们通常会使用自己的惯用手将袋子提起来。走了一段路后，我们的惯用手会觉得疲累不堪。这时，我们就会下意识地换另一只手去拎。

这种左右手轮换着提东西的方式，虽然会让人感觉双手都有些疲累，但却不会出现肌肉拉伤的情况。

其实，从某种程度上讲，大脑也跟肌肉一样，如果使用的时间过长，就会出现类似"拉伤"这样的劳损。与肌肉不同的是，大脑受的伤害大部分是不可逆的。如果人类长时间运用大脑，从事高强度脑力劳动而不休息，就会产生巨大的疲劳感，甚至对大脑造成永久性的伤害。

当大脑疲劳程度过高时，就要通过睡眠来修复。如果我们的睡眠质量出现问题，那大脑就会出现"拉伤"的情况。

根据美国心理学家斯佩里关于"左右脑分工理论"的研究，我们已经知道：左脑可以感知并控制右侧身体活动，右脑则感知与控制左侧身体，但疲劳感不会集中累加在一个地方。

也就是说，如果我们不长时间聚精会神地做同一件事情，就不会对大脑产生过量伤害。

如果你长时间伏案工作，可以停下来四处走走，去倒一杯茶；如果你长时间敲代码，可以停下来去外面呼吸下新鲜空气，望望远方。

从医学上看，人的左脑主要负责逻辑、思维、记忆、语言、推理、分析、五感等能力；右脑则负责情感、艺术、直觉、协调、想象、灵感等能力。

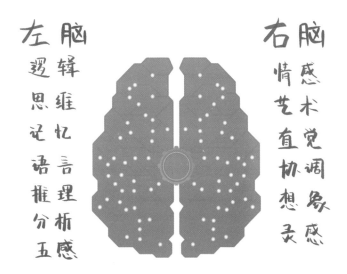

如果是长时间从事左脑工作的人，比如律师，在劳累时不妨看看画报、听听音乐，让左脑适当放松；如果是从事右脑工作的人，比如歌手，在劳累时不妨静下来看本小书，让右脑适当放松。

总之，我们要及时调整自己的状态。只有这样，才能让大脑获得真正的休息。

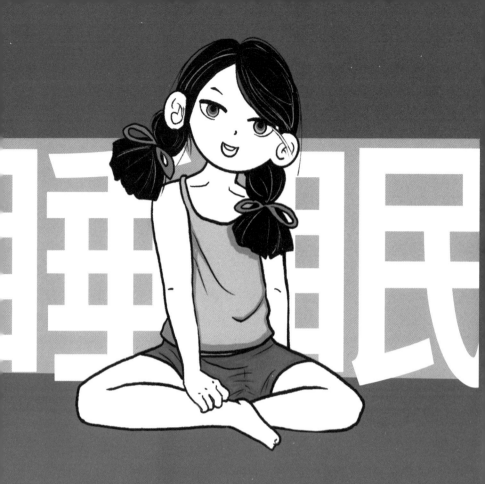

睡眠

——第四章
你欠下的"睡眠债"，现在都可以还

1 睡眠误区：睡前洗澡其实无助于睡眠

如果我们用心观察，就不难发现大街上的人大致分为两种，一种是低头玩手机的"低头族"；一种是哈欠连天萎靡不振的"瞌睡族"。

睡不好，已逐渐成为当今社会的通病。下面，我们来看一组官方数据：

从2013年起，中国就有4亿左右的人睡眠不及格。随着时代的发展，中国人均睡眠时间也从2013年的8.8小时缩短到2018年的6.5小时。根据调查发现，全球有将近三成的人被各种各样的睡眠问题所困扰。

而你，是否也是其中一员呢？

前面已经提到，不少人已经意识到了自己的睡眠问题，并且也积极尝试了各种办法。比如在睡前洗个热水澡，就是很多人"治愈"失眠的习惯。

可睡前洗澡真的有效吗？

根据北京大学第一医院的刘建湘医生的建议，虽然洗澡可以促进血液循环，但如果睡前洗澡，且洗完就睡，反而会影响睡眠的质量。这是为什么呢？因为有研究发现，如果人们在睡前进行了促使体温升高的活动，就会影响接下来的入眠。

人体体温通常为 36.5℃左右，当体温处在正常范围时，人们才能安然入眠。而睡前洗澡，尤其是使用过热的水泡澡，会让人的体温升高。

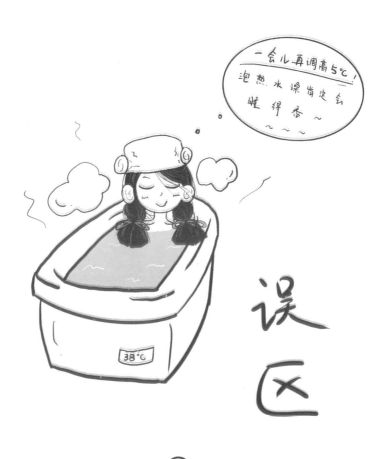

当我们将身体擦干时，身体"冷却"的过程又会释放比洗澡时更多的热量，造成神经兴奋，更不利于入睡。

下面，我们来看一下洗澡与睡眠间的"误区"。

误区一：洗完澡立刻睡觉

从睡眠医学上看，洗完澡体温会明显升高，这不利于分泌有助于睡眠的"褪黑素"。前面已经提到，褪黑素是一种能促进睡眠、调节时差的激素，因此，我们要把洗澡这项活动安排在睡前的 2 小时。如果洗完澡时间已经很晚了，那就去敷个面膜，听个音乐，总之不要在洗完澡后就立刻睡觉。

同时，我们还要注意洗澡后一定要吹干头发再去睡觉，如果头发没吹干就睡，会严重影响接下来的睡眠，还会引发头痛的问题。

误区二：洗热水澡，水温要超过 40℃

一般来说，如果睡前一定要泡个澡的话，水温尽量不要超过 40℃。虽然使用 40℃的热水泡澡更能消除疲惫，但人体消耗的热量也会随着水温的升高而上升，让睡眠质量反而变差；泡澡的水温过低也会对睡眠产生影响，因为凉水会让血管收缩，结果就是不会消除疲惫感，反而影响我们的睡眠。即便在三伏天洗澡，水温也不要低于 35℃。

误区三：长时间泡澡能放松身体

有人不爱洗澡，有人却很喜欢，甚至花在浴缸里听音乐的时间要比吃饭的时间还长。

可是，泡澡时间过长对我们的健康并无好处，反而还会加重疲劳感，对睡眠产生不利影响。此外，有些人长时间泡澡会诱发心脏缺血、大脑缺氧等症状，甚至还会因心律失常而导致猝死。因此，泡澡的时间尽量保持在20分钟左右。

当然，密歇根大学行为睡眠医学项目的掌门人托德·阿内德特博士也说："这并非让人们在结束一天辛苦工作后，回到家连热水澡都不能洗，我们只是说睡前不适合泡澡。"

睡眠专家建议，洗澡尽量在饭后1.5小时到睡前1小时之间进行，水温则使用37～39℃，这样才能对人体产生较小的刺激，达到放松身心的目的。

2 失眠时，试着把床倾斜15度

很多人跟我抱怨，自己只要一躺平了，就肯定睡不着。他们大都喜欢将枕头垫高，觉得躺平了呼吸困难。如果将头部垫高，呼吸会更顺畅，因此也就睡得更香。

但医学表明，如果将头部垫高，有可能造成落枕，甚至诱发颈椎病。

那么，不喜欢躺平的人，又该如何调节睡眠呢？

从寝具方面看，现在市场上有一种床是有自动调节高度功能的。不喜躺平的人，可以将上半身一边调高，这样就会睡得很香。

但需要注意的是，我们还是要隔一段时间，将高度调低一点，直到最后适应平躺，否则，将上半身一边垫高反而会让睡眠产生不良后果。

从睡姿方面看，不同的睡姿对身体也有不同的影响：

（1）仰卧

仰卧是最常见的一种睡姿，全世界有超过一半的人都习惯仰卧式。仰卧可以缓解腰背疼痛，保障睡眠质量。但其缺点是容易对咽喉部造成挤压，造成打鼾、流涎等问题。

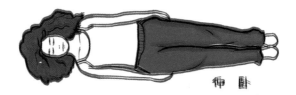

仰 卧

（2）左侧卧

左侧卧可以缓解胃部不适，减少胃部灼热感，帮助人们快速进入睡眠状态。但心脏不好、有脑血管疾病的人群以及中老年人都不宜选择左侧卧，以免加重心脏负担，影响血液循环。

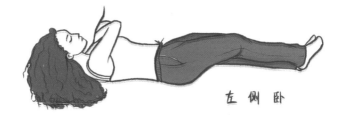

左 侧 卧

（3）右侧卧

右侧卧可以降低血压、稳定心跳。但发育期的孩子长期右侧卧，容易造成左右脸部不对称。

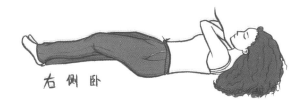

右侧卧

（4）蜷缩式

心理压力大或安全感差的人，都会选择蜷缩式入眠。但蜷缩式容易造成驼背、肌肉拉伤等问题，还有可能阻碍呼吸。

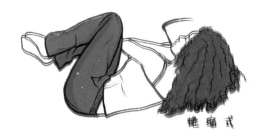

蜷缩式

（5）趴着睡

前面已经提到过，趴着睡是最不健康的睡姿之一。它会造成人体脊柱弯曲甚至错位，也会让身体疼痛、肩颈僵硬、肌肉酸痛等。

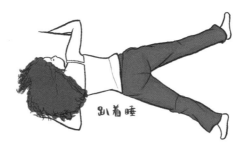

趴着睡

当然，再好的睡姿也不能整夜保持，我们要做的是有意识地调整自己的睡姿，将负面影响尽量减到最小。

小贴士：

各类疾病建议的睡姿：

颈椎病、腰椎间盘突出、食管疾病建议仰卧。

腰背痛、高血压、鼻中隔偏曲及鼻息肉（应向未长息肉的一侧卧睡）、中耳炎，建议侧卧。胃病建议左侧卧，冠心病建议右侧卧。

3 睡眠暗示：你能够给大脑下达指令

结束了一天的工作，很多朋友一进家门就将自己"扔"在床上。翻翻外卖 App，翻翻抖音，刷刷朋友圈，看看视频……不知不觉间，时间就过去了好久。

当大家哈欠连天地钻进被窝准备睡觉时，却发现自己越来越精神，也越来越想玩手机了。

这是为什么呢？原来，这是人们将床的作用复杂化了。

俄罗斯生理学家巴甫洛夫曾经做过一个著名实验：

他将食物放到狗的嘴里，狗就会开始流口水。于是，他在每次给狗喂食时，都会摇一只铃铛。时间长了，巴甫洛夫只要一摇铃铛，狗就会开始流口水，这就是条件反射实验。

条件反射是一种大脑反应，也是存在于人体脊柱或者下脑中枢中感觉与运动神经间的一种直接连接。如果我们也能给自己设置一个条件反射，是不是就能有效解决睡眠问题呢？

比如，我们可以将床的作用单一化，把玩手机、看视频、刷抖音、吃东西等行为都在客厅完成。只要一上了床，就不要做除了睡眠以外的事。

　　慢慢地，人们只要一看到床，脑子里就会联想到下一个行为——睡觉。久而久之，人们就会给自己下这样一个指令——上床即睡觉。

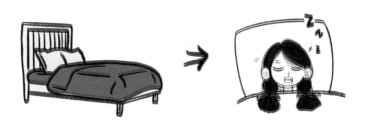

　　当然，除了上床即睡觉的指令外，还可以给自己下一个"熄灯即睡觉"的指令。当我们把卧室灯关上后，就不要再做其他干扰睡眠的事情。

　　这样一来，每当我们关上灯，就等于打开了睡眠这盏"灯"。如此，我们就会受到反射影响，乖乖地躺到床上睡觉了。

4 适眠温度那些事儿

网上有一句流行语，叫"我被床封印了"。

其实，被"封印"，让人们不愿意起床的原因是卧室的温度。那么，最适合睡眠的室温究竟是多少呢？答案是 20 ～ 23℃。

当天气炎热时，我们经常会开着空调入睡。可当空调低于 20℃ 时，就会让身体过于凉爽，既容易感冒，又让人睡不香。到了冬季，城市的供暖系统开始运作，不少人"恋暖"，喜欢将暖气、空调等的温度调得很高。

随着温度的上升，人体也会出现一系列问题：

室温若是超过 35℃，就会造成汗腺活跃，人体只能通过排汗的方式将体内多余的热量散出。这时，人们会因为血液循环加速而出现诸如心跳加快、头晕脑涨的不良感觉，反而影响睡眠质量。

人体的正常温度在 35.8 ～ 37.3℃ 之间（特殊人群或环境中可能存在微小波动），当室温在 20℃ 以下时，人会下意识地蜷起身子，并将被子裹紧。如果超过 23℃，又会觉得很热，想把被子踢开。

因此，室内温度在 20 ～ 23℃ 时是最适合睡眠的。

除了室温，习惯盖被子的人也要注意被窝里的温度。这是经常被人们忽略的，因为它在一定程度上也影响了我们的睡眠质量。

根据睡眠专家的研究，当被窝里的温度处在 32 ～ 34℃ 时，人

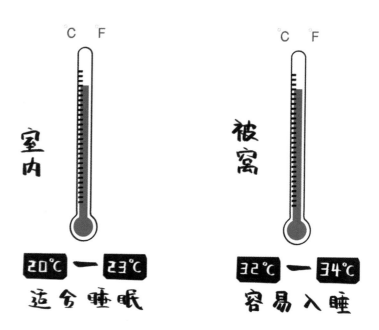

们是最容易入睡的。

如果被窝里的温度过低，我们就需要较长时间用体温来焐热被子，这会让人体因为寒冷刺激耗费热能，继而造成兴奋而难以入睡；如果被窝太热，就会让我们的大脑皮层处在兴奋状态，或者因为身体出汗湿黏而推迟入睡的时间，造成睡眠不深等问题。

我国自古便有"夜凉如水"一说，对于昼夜温差大的地区，人们为了保证睡眠质量，通常会使用各种方法保持温度。但是，在调节睡眠温度的同时，也要注意湿度问题。

日本名古屋大学做了温度与湿度关系的研究，发现流感的爆发，大多是因为室内的湿度较低。我国睡眠研究机构也表明，室内空气

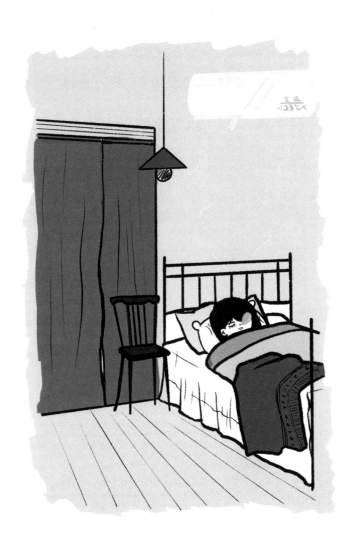

湿度应在 40% ～ 80% 之间。当室内空气湿度低于 40% 时，容易让灰尘附在黏膜上，给人们产生的问题就是在睡眠时咳醒，这样既影响睡眠，又影响健康。建议被窝的相对湿度尽量保持在 55% 左右，湿度过大，会导致恶心疲倦，也容易滋生细菌，还有可能增加湿疹等过敏性疾病的患病风险。

总之，只有保证合适的温度与湿度，才能还人体一个好的睡眠环境。

5 被子厚一点，睡眠更高效

睡眠质量的好坏，与被子的轻重关系密切。

随着羽绒被、蚕丝被等轻薄被子的发明，不少商家开始鼓吹只有轻薄的被子才是好被子。但事实真是如此吗？

瑞典的一项研究发现，其实被子稍厚一点，反而更能有效缓解失眠和焦虑。

为什么被子厚一点更有助于人们的睡眠呢？科学家们给出了3点原因：

（1）厚被子更有安全感

很多缺乏安全感的人，在睡觉时习惯蜷起身子入睡。稍重的被子可以让人们产生错觉，认为自己又一次回到母胎。这种如茧的"包裹感"能让人们睡得更踏实。

（2）厚被子能降低大脑兴奋感

我们已经知道，人体内的皮质醇水平跟压力大小有关，盖稍重的被子能降低皮质醇水平，降低大脑兴奋感，同时降低血压与心率，让人们睡得更加香甜。

（3）厚被子有助于提高血清素和褪黑素的分泌

血清素是调控人体睡眠循环的重要神经递质，褪黑素则是使人入睡、熟睡的重要激素。

其实，这数十年来，加重的毯子一直被用来治疗儿童发育障碍和儿童自闭症。这种被称为"深接触压力疗法"的治疗手段已经被使用了几十年，而且被证实确实有效。

前段时间，美国某家公司推出了一款"重力毯"，立刻在失眠人群中受到广泛欢迎。这款"重力毯"可达人体重量的 7%～10%。许多使用者称，这款"重力毯"帮助他们降低了对焦虑的感知水平，确实让他们睡得更好。

当然，目前并没有确定的科学资料证明"重力毯"能显著有效地改善睡眠质量。何况，被子太重并不好，太重会压迫胸部，导致肺活量减少，易做噩梦。

所以，被子的轻重选择还是要按照个人的习惯，自己怎么睡得舒服怎么来。但不可否认，稍微厚些的被子，能帮助失眠的人缓解睡眠。

不管怎样，如果遇到失眠，不妨盖稍厚一点的被子，给自己一份安全感，也让睡眠能够更好地进行。

6 适眠光绝非越黑越好

　　看着正在阳光下乖乖地进行光合作用的花，我们会感到心旷神怡，仿佛花朵也变得更加娇艳了。

　　光，对动植物有很深的影响，对人类也是如此。如果在停电时忘记关灯，那我们会在半夜熟睡时，被光一照就立马醒来。家里有小宝宝的朋友们也有这样的体会：如果睡前没有拉好窗帘，宝宝们就会跟太阳升起时同时起床。

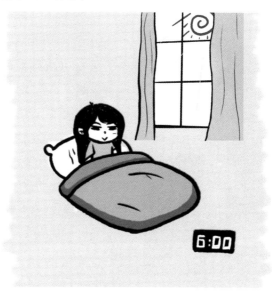

好的光线能让人更好入睡，不合适的光线则会让人辗转反侧、无法入眠。这些都是光线对睡眠的影响。

关于助眠的光线，已经有很多专家和研究机构进行了研究，大家都在想这样一个问题：

为什么人在稍暗的环境中会睡意连连，而在灯光下或黑暗中却很难进入深度睡眠呢？

原来，在梦与醒之间，是一种叫作光神经蛋白的成分在保持平衡。

在光线对视觉不产生刺激时，人们就会逐渐进入睡眠；而当光线刺激到视觉，就会让人们难以忍受，无法入眠。

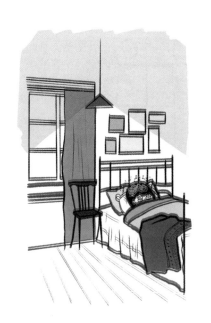

很多人都知道，房间光线过亮会影响睡眠质量，但却不知道房间太过黑暗也会对睡眠产生不利影响。下面，我们来看这两种情景对人的睡眠影响。

情景一：房间光线非常充足，但床上的人却无法入眠，甚至有些烦躁。

现代研究发现，过强的光线会通过视网膜刺激，进而影响大脑的兴奋度，并使其产生神经冲动。这种大脑的异常活跃，会极大地破坏人体睡眠。

夜晚，充足的光线会破坏人体生理节奏，影响褪黑素的正常分泌。前面已经提到，褪黑素的分泌时间为晚上 9 点至早上 8 点，如果褪黑素无法正常分泌，就会造成神经系统紊乱，影响人体健康。

最理想的卧室光线，其亮度应为 20 支烛光的亮度。对于神经衰弱的患者，这个亮度还可以更低。而常用的遮光方式，有安装百叶窗、遮光帘和佩戴眼罩入睡等。

情景二：房间非常黑暗，但床上的人依旧无法入眠，甚至战战兢兢。

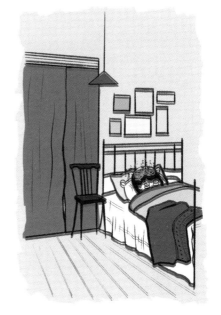

虽说人在光线较暗时更易入眠，但过于黑暗的环境反而会让人失去安全感。

加拿大瑞尔森大学的研究表明，一部分人的失眠原因来自对黑暗的恐惧。研究负责人科林·卡尼教授认为：黑暗会带来恐惧效应，干扰大脑睡眠机制的运作，并使人的警惕性高于睡意，从而入眠困难。

对于这种因黑暗恐惧而造成的失眠，解决办法比较简单。我们可以在卧室里安装几个光线较暗的小夜灯，以此让卧室保持助眠的微暗状态，缓解不安的情绪。

除了灯光光线外，手机、平板电脑等发出的蓝光也会让人难以入睡。尤其在夜间，使用蓝光设备还会让人们的视力下降。

所以，从概念上看，能降低夜间蓝光的东西会对睡眠起到保护作用。

也就是说，如果我们必须在夜间工作，应尽量将灯光打开，如果必须在黑暗中工作，可以佩戴橙色眼镜，阻挡蓝光对视觉的刺激，这样才能保证稍后的睡眠质量不会下降。

7 来点声音，反而睡得香

为什么人们有时在有声音的环境下，更能激发自己的睡意呢？这是因为在"白噪音"的频率下，人们更能快速进入睡眠状态。

所谓白噪音，就是其频率均匀分布在可听范围（0 ～ 20kHz）内的一种声音，这种均匀分布的声音既轻缓又柔和，比如细雨声、微风声、海浪声和鸟鸣声等，都属于白噪音的一种。而与白噪音相反的，被称作有色噪声。

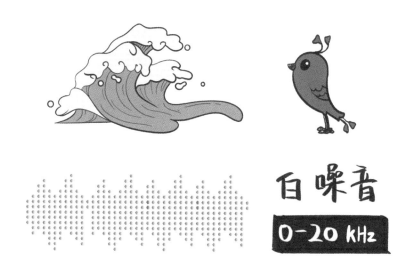

白噪音
0-20 kHz

根据睡眠医学研究，学者们发现其实睡眠并不适合在绝对静音的环境下进行。如果身处绝对安静的环境下，只要电器、室内、壁管等发出一丁点声响，人们就会立刻捕捉到声音信号，并且迅速从睡眠状态进入警觉状态，这样反而不利于睡眠。

其实，我们可以把人类的听觉系统比作一个警报系统，它随时待命，即便在我们睡眠时，听觉也在随时捕捉声音讯号。

也就是说，人们容易因白噪音入睡，也容易因有色噪声觉醒。

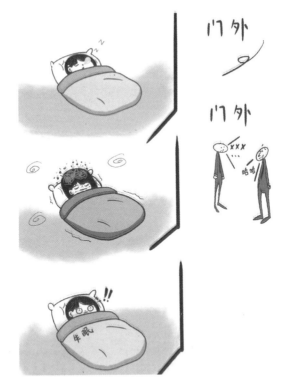

通过白噪音入睡的原因是白噪音本身的"遮蔽效应"。这种"遮蔽效应"会让人不自觉地忽略周围嘈杂的环境，也能无意识地屏蔽很多细小的声音。

有专家甚至提出使用白噪音辅助治疗神经系统疾病，比如婴儿在陌生环境中无法入睡，可以使用熟悉的白噪音令其安静；再比如在工厂、铁路附近居住的人群，可以使用白噪音降低施工噪音和铁路噪音等。

说了白噪音的这么多好处，那么，我们生活中有哪些声音属于它的范畴呢？其实，细雨声，森林虫鸣，山间鸟鸣，流水声，海浪声，远处的谈笑声，低频率的电视机、收音机声等，都是我们常见的"白噪音"。除了这些，熟人低声说话的声音，熟悉的电视节目声音，甚至是熟悉的打鼾声也都属于"白噪音"。

从上面列举的各种白噪音中，我们不难发现绝大部分大自然的声音都属于白噪音范畴，因此，有失眠困扰的朋友，不妨下载一些大自然中的助眠白噪音，让自己睡得更香。

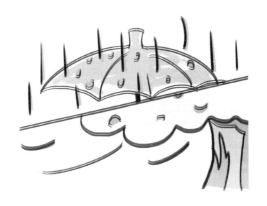

8 音乐助眠，让心灵去旅行

生活中，不少人都将"听音乐"作为减压方式的一种。一些有睡眠问题的朋友，也会选择听音乐来帮助自己入睡。但也有很多人反馈，听音乐并不能帮助自己入眠，反而会让自己更加兴奋，这是为什么呢？

小时候，让人印象最深的歌就是妈妈在床边轻轻哼唱的摇篮曲。温柔的声线与舒缓的曲调，总能让孩子们很快入睡。

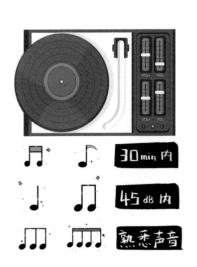

长大后，生活、工作都会伴随不少压力。在夜深人静难以安眠时，我们有时也会想起记忆深处的摇篮曲……

从睡眠医学上看，音乐确实能帮助人们入睡。但这种睡眠触发机制有个先决条件，就是必须选择我们熟悉的乐曲。

睡眠专家们针对一千多名患有失眠症的患者，对其使用音乐进行辅助治疗，结果发现，有超过九成的人表示，听熟悉的音乐确实能有效助眠。

几位施力普睡眠研究中心的专家，为了了解声音对睡眠的影响而进行了一项实验，他们发现，如果在实验对象进入睡眠状态时播放一些陌生的乐曲，实验对象大多会提前醒来。有些人即便还处在睡眠中，其大脑活动频率也会明显提升。

从进化学上看，这属于人类的自我保护机制。在远古时期，人类只能群居在山洞或树上，以此来抵御野兽和其他部落的袭击。因此，陌生的声音会让他们本能地提高兴奋度，从而影响睡眠质量。也就是说，相比陌生音乐，反倒是人们熟知的风声、雨声更容易让人入眠。

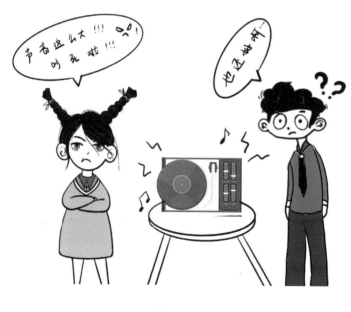

除了熟悉的音乐外，舒缓的中低频音乐也更容易让人们入睡。按照频率高低，人体的脑电波被依次划分为 γ 波（伽马波，30～80Hz）、β 波（贝塔波，14～30Hz）、α 波（阿尔法波 8～13Hz）、θ 波（西塔波，4～7Hz）、δ 波（德尔塔波，1～3Hz）。

频率越低，人体大脑的活动就越缓慢，意识也就越模糊。反之，频率越高，大脑就越会集中精神去思考应对方法。如果人们睡前选择高频嘈杂的音乐，反而会起到清醒的反效果。

此外，在听到高频率音乐时，女性比男性更容易失眠。这是因为人类在漫长的繁衍过程中，女性主要负责生育后代，因此她们对婴儿啼哭格外敏感。当音乐频率接近婴儿啼哭的频率，她们就会从睡眠中惊醒。

在我们了解"听什么"的两点要素后，接下来要考虑的就是"如何听"了。

首先，在使用音乐助眠时，我们要将音乐时长设定在 30 分钟以内。因为大部分人在大脑下达"睡眠指令"后的 5 分钟内就能睡着。且睡眠是为了修复人体的机能，不能让长时间的音乐打乱稳定的睡眠状态。

其次，我们在播放音乐时，声音要比平时更低。根据睡眠专家的建议，助眠音乐的音量最好控制在 45 分贝左右。夜深时，则尽量不超过 30 分贝。

在这里，还有一点需要提醒大家注意。很多人为了保证音乐的频率，选择使用耳机作为工具。可耳机会给人体造成异物感，反而让睡眠变得不踏实。一些有线耳机，还有可能会在我们无意识侧卧时，缠绕脖颈致人窒息。

因此，在使用音乐助眠时，应尽量选择自己熟悉的音乐，并用低频率外放，这样才能达到助眠的目的。

9 你是睡衣派，还是裸睡派

安静的夜晚，我们又到了与睡眠相拥的时刻……

此时，你是睡衣派，还是裸睡派呢？

有些穿睡衣的人反映，自己晚上睡觉总会感到越睡越冷，尤其是早上起床时总是手脚冰凉。这是因为人在夜晚入睡后，体温会随着活动的减慢而下降。

如果我们穿着睡衣入睡，睡衣就会阻挡人体散热，并且影响皮肤对室温的感知。睡衣不会向人体反馈温暖湿润的感受，因此，我们在穿睡衣入睡时，就会感到越睡越凉。

而裸睡则不同。在裸睡时，我们身体散发的热量会被棉被吸收，然后产生一种温暖湿润的感觉。随着被窝的温度升高，这种温暖湿润的"催眠"感受就会让人尽快进入睡眠模式。

美国《大脑》杂志也刊登过一项研究结果：人们在稍冷的环境下更容易入睡。也就是说，裸睡更利于身体降温，改善睡眠质量。

但是关于裸睡，我们也要先明确一点，那就是裸睡也要分"种类"。

按照"裸"的程度，可以将其分为"全裸"和"半裸"。全裸睡是指一丝不挂，让肌肤与寝具充分接触的睡眠方式；半裸睡则是穿着 1 ～ 2 件贴身衣物入睡。

这种抛开衣物束缚的"裸"对睡眠的好处是，在解除白天的衣物包裹后，会让人有一种类似自由的舒适感。这时候，人们对睡眠的渴望也会增加。

此外，裸睡更有利于人体降温，帮助人们入眠。肌肤在睡眠时直接与空气接触，也更有利于血液循环，帮助我们放松身心、消除疲劳，让我们的头发与皮肤更健康。

当然，裸睡也是有适用规则的。

（1）当你与家人合住或集体生活时，裸睡是不太适合的。因为裸睡需要一个相对隐秘的环境，太过紧张的情绪反而会导致相反的效果。

（2）裸睡要保证室温，这样才能不着凉也不出汗。毕竟大部分睡衣派的人都是害怕着凉才选择着睡衣入眠。

（3）被褥床单要干净。被子、床单等物要经常清洗并曝晒。如果不讲究床铺卫生，就会对身体和睡眠造成影响，失去裸睡原本的意义。

总之，裸睡可以改善人们的睡眠质量，但具体还要因人而异。如果你有起夜的习惯，为了避免夜间着凉，选择舒适的纯棉睡衣入睡，也是个不错的决定。

10 整理睡眠，从整理你的睡具开始

你有没有想过：有时你躺在床上无法入眠，其实是选择的睡床有问题。下面，跟我一起来改造你的床铺吧。

Step1. 把床扩大

能从舒适的床上醒来，就能保证你在新的一天中拥有最佳的状态。因此，我们改造床铺的第一步，就是让它足够大。如果连翻身都要小心翼翼，那就很难进入深度睡眠了。床的宽度为"肩宽的2.5～3倍"最合适。当然，如果认为小床铺有安全感的人，也可以使用毛绒玩具或毛毯等，将自己睡眠所需的地方包围。

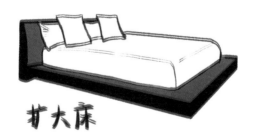

扩大床

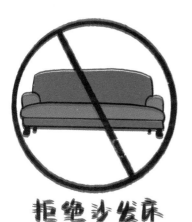

拒绝沙发床

Step2. 拒绝沙发床

我们经常奇怪，为什么睡醒时会腰酸背痛？其实，这是因为你的床太软。弹簧床和沙发床是最不符合生理需求的床。而对睡眠最有利的，其实是加了 5 ～ 10 厘米软垫的硬板床。将床铺改造成最适合入眠的床，让自己在美美的一觉后，不用靠功能饮料也能清爽起来。睡眠质量提高后，一觉醒来，满血复活。

Step3. 拒绝异形床

随着现在床艺越来越多元化，很多商家为了迎合人们标新立异的需求，开发出了各种各样造型的床。除了传统的长方形及常见的圆形床外，设计师们还制造了三角形床、正菱形床和复杂的异形床等。

但其实，人们在看到床铺的那一刻，需要的既不是愉悦，也不是激动，而是平和。长方形是人们睡眠潜意识中最为平和的形状，所以，简单大方的床头样式，

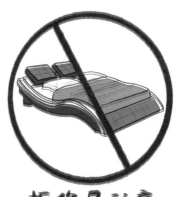

拒绝异形床

干净整洁的睡眠环境，能让人们远离兴奋和烦躁，尽早进入睡眠状态。

在满足以上三点要求后，睡床作为睡眠的核心陈设，其摆放要求也有一定的讲究：

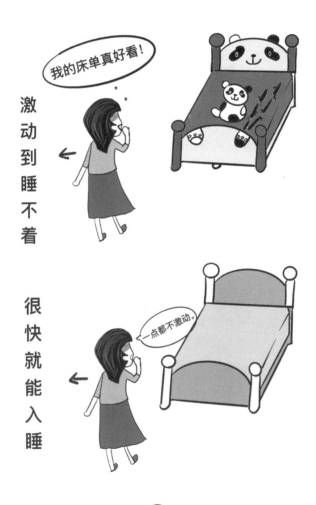

床头靠墙，不要靠着窗户或门，也不要留出一大片空间什么都不靠。

不要将床头摆放在卫生间门口，不要让睡床处在房梁下方。

床头上方不要安装空调、钟表以及刀剑装饰等容易掉落的物品。

床头、床尾都不要对着电视、电脑，空调最好设置在远离床铺的斜上方。

睡床两侧尽量都留出通道，且睡床摆设要自南朝北，尽量不要东西向摆放。

11 硬板床≠光板床

在民间，一直流传着很多"养生"的说法，这些说法虽没有科学理论做支撑，但却是约定俗成般让人们口耳相传。比如老一辈人都说，睡硬板床对腰好，睡硬板床不腰疼，甚至还能治疗"腰椎间盘突出"。可睡硬板床真的对腰那么好吗？

我曾经有个患者，他因为睡眠质量差心情烦郁来找我调节。在了解情况时，患者透露他腰部很疼，前段时间到医院拍了片。片子出来后，医生告诉他，他的腰椎已经趋于直线了。

这位患者告诉我，他一直听家人的话，习惯睡光板床。即便腰疼症状已经明显，他也依然在坚持。睡光板床让他辗转反侧，睡眠质量差，自然会出现各种各样的心理问题。

其实，这位患者和大多数人都犯了一个错误：硬板床＝光板床。

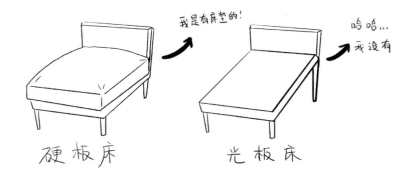

我是有床垫的！

哈哈... 我没有

硬板床　　　　　光板床

虽然人们将"腰杆挺直"作为褒义词，但腰椎本身是有生理曲度的，腰椎曲度变直，就会造成腰椎力学不平衡，给人们生活造成影响。硬板床确实能缓解腰椎间盘突出症状，让肌肉得到舒缓，避免体重过大对椎间盘造成压力。但硬板床与光板床完全不一样。硬板床只是根据实际情况，酌情减少床垫和软度，防止睡眠时腰椎变形。

下面，我们来细数光板床这个"睡眠杀手"的三宗罪：

（1）腰部悬空，不易入眠

使用硬板床入睡，会让床板无法支撑身体面积，导致支撑力不均匀。一些身材瘦削的人，还会出现腰部悬空的情况。睡眠占了一天1/3的时间，如果让肌肉长期收缩、紧张，就会造成腰肌劳损，伤害脊柱，让人们辗转反侧，无法入眠。

（2）腰部缺乏支撑，导致睡眠不安稳

人体躺在光板床这样高硬度的床上，是没办法维持脊椎生理曲线的。腰部缺乏支撑，就会让人们在睡眠时难受，产生腰酸背痛等不适感。人体的腰部得不到支撑，就会让睡眠变成一项体力劳动，从而引发一系列睡眠问题。

（3）腰肌得不到放松，第二天醒来有疲累感

有些人因为习惯和适应力强，在硬板床上也能够入睡。但脊柱会在睡眠时期一直保持僵硬状态，等于腰肌在一天之中都没有放松的时间。

在光板床上睡觉时，人体背部的血液循环会中断，导致整体睡眠质量下降。这种情况下，即便我们顺利睡着了，第二天醒来时也会感觉身体僵硬，肌肉疼痛，烦躁易怒。

所以，我们睡不好，并不是医生的"睡硬板床"建议出了错，而是硬板床本身出了问题。

小贴士：

Q：床垫的硬度，要怎么选才适合自己呢？

A：选择稍硬一些，且能与我们的身体曲线贴合的床垫。

当我们全身放松地平躺在床上时，可以晃动身体，并将手伸到后腰、臀部与大腿之间这两处明显弯曲的地方，感觉不到有空隙；侧翻身后，再用同样的方法，感觉不到身体曲线部位与床垫处有空隙。

平躺时，可以让腰椎保持正常曲度；侧卧时，可以避免腰椎侧弯。只有符合这两点标准，才算一张符合睡眠健康所需硬度的床。

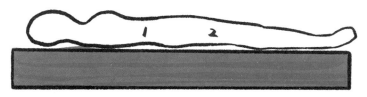

后腰、臀部与大腿之间的地方，是否有空隙

12 小憩，睡与不睡真的不一样

小憩，又叫小寐，指的是短暂休息，一般来说休息 30 分钟就足够了。

南朝诗人谢灵运在《还旧园作见颜苑二中书诗》中提到："虽非休憩地，聊取永日闲。"可见休憩的本意便是在劳累时进行的短暂休息，对地点并没有要求。

《黄帝内经》给出的理论依据是："阳气尽则卧，阴气尽则寤。"也就是说，子时，即 23 时至凌晨 1 时，午时，即中午 11 时到下午 1 时，这两个时间段为阴阳交替，人们可以更好地滋阴养阳。可见，我国从古时候起，就已经有中午适当小憩的理论了。

但是白天午睡过多的人，晚上会精力十足，反而容易造成失眠；而中午没有小憩的人，会因为精神压力大，给身体造成负荷过载，同样会影响晚上的睡眠质量。

但还有这样一个群体，他们本就起床较晚，中午还要午休，却仍然无法保证睡眠质量。他们在工作中哈欠连天，生活中提不起精神，有些人觉得是身体出了问题，开始给自己施加心理压力，结果状态变得更差。

前面已经说过了，睡眠质量跟睡眠时间并不成正比。小憩原本就是补充睡眠的过程，如果时间过长，非但起不到缓解精神的作用，反而还会让疲累感更加严重。

小贴士：

小憩是让机体运转得以平衡的过渡过程，如果在家，最好是躺在沙发上睡；如果在单位，最好找个舒适的抱枕垫在头部下方小寐。

趴在桌子上睡不但对胃部不好，而且容易诱发和加重颈椎病。切莫让一时的舒适影响到我们的身体健康！

13 睡具的选择——枕头

很多人都知道枕头对睡眠的影响，但却很少有人知道如何选择合适的枕头。

毕竟枕头不像衣服，还有尺码进行区分。每个人的睡眠习惯、身高和体重都不一样，究竟选择什么样的枕头才最适合自己呢？

（1）高度侧卧与肩平

正所谓"高下尺寸，令侧卧恰与肩平，即仰卧亦觉安舒"。

这句话的意思就是说，枕头的高度，在仰卧时与身体保持水平，通常是一拳的高度；而侧卧时则略高，约一拳半的高度。

对于大多数人来说，10～15厘米的枕高最为合适，但具体还要根据每个人的生理弧度决定。

（2）大小要能托着脖子

正常来说，枕头的长度要比肩膀宽一些，如果睡太小的枕头，容易在翻身时颈部落空。还有，睡觉时不要让肩膀也枕在枕头上，否则会让背部酸痛。

（3）枕头要硬软适中

过硬的枕头会让头皮不舒服，也会造成头痛；太软的枕头又难以保持高度，容易对颈椎和血液循环造成影响。

（4）填充物

俗话说，"老人要长寿，头凉、脚热、八分饱"。枕头不能选散热不好的，否则会让大脑兴奋，造成失眠。一般来说，蚕丝、荞麦、决明子、乳胶等都是不错的填充材料。

（5）形状以传统扁平形为主

市场上枕头的形状越来越多，让人们眼花缭乱。但最适合睡眠的，还是传统的扁平形枕头。所以，我们在选择其他类型枕头时一定要先试一试，看看是否真的适合自己。

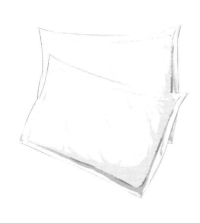

要求：
(1) 高度侧卧与肩平
(2) 大小可托脖子
(3) 硬软适中
(4) 填充物
(5) 形状扁平

当然，根据相关睡眠理论，我们也可以制作一些帮助睡眠的药枕。

人体头部有很多穴位，如果能让药枕中的药物接近人体口鼻，对头部直接产生影响，就可以调节气血，改善睡眠质量。

一听到药枕的制作，很多人都觉得很麻烦，脑子里也会浮现诸如"取白矾 2300 克，筛去碎屑，切成拇指肚大小，再取川芎 800 克，槐花 400 克……"

但其实制作药枕并没有这么麻烦，下面我们来看看 4 个简单实用的药枕制作方法。

（1）荞麦壳枕头

将荞麦壳装入枕头皮，缝好即可。荞麦壳很适合肝火旺，易出汗的人。使用荞麦壳做枕芯，既干爽透气，又防汗防臭，对头颈也有按摩功效。

（2）五皮枕头

五皮，即陈皮（橘子皮）、梨皮、苹果皮、柿子皮和西瓜皮，晒干后装入枕头皮缝好即可。这五种水果气味芳香，陈皮可祛风，梨子皮可降火，苹果皮可降压，柿子皮可清火，西瓜皮可清热，因此，五皮枕头很适合神经衰弱的人群使用。

（3）茶叶枕头

将泡饮后的茶叶晒干后，与菊花、茉莉等干花茶拌匀，装入枕头皮缝好即可。茶叶中有茶碱、咖啡碱、茶丹宁、芳香油、可可碱等成分，可清热降火、解毒明目，还可以杀灭细菌，防止头晕目眩。

（4）决明子枕头

决明子用棉花包裹，装入枕头皮，缝好即可。

决明子比较硬，枕着它睡觉，对颈椎病可以起到缓解作用。同时，决明子能有效缓解头晕、失眠等症，但由于其质地较硬，直接使用单层枕套是不行的，需要填充棉花才会舒适。

14 助眠色彩：床单颜色如何影响睡眠

当你躺在床上辗转反侧时，有没有想过，其实床单也会影响人们的睡眠质量。

颜色会影响人的情绪，这是一项心理学常识。

根据色彩心理学者们的研究，红色会让人或兴奋或恐惧、黄色会让人或兴奋或狂躁、蓝色会让人或平静或忧郁。

芬兰科学家经研究表明，色彩的确能调节人的情绪，这是因为人类的第一感觉就是视觉，色彩是对视觉影响最大的东西，它能直接作用于人的双眼感官，刺激大脑神经，进而对人的情绪产生影响。

当然，色彩对人的情绪的具体影响，还要看各个国家、各个民族对色彩的不同解读。比如红色，有些国家认为红色象征热情，而有些国家则认为红色代表了血腥。基于此，睡眠学家们开始对床单的颜色进行调查，试图发现一种最适合睡眠的颜色，虽然现在睡眠学家并未发现一种通用的助眠颜色，但我们却可以根据自己的性格和色彩规律，找到一款最适合自己睡眠的床单颜色。

当我们躺到床上，闭上眼睛的前一刻，床单颜色将会影响接下来的睡眠质量。对于大部分人来说，选择一个不会引起你兴奋的床单颜色，能解决睡眠问题。

英国睡眠机构将床单的颜色"重量"，按照从重到轻排列，依次是：红、紫、蓝、绿、橙、黄。也许我们在挑选床单时，有意无意地选择了自己喜欢的图案和颜色，但床单的颜色与睡眠息息相关。不同颜色会起到不同的刺激效果，对睡眠造成不同程度的影响。

下面我们一起来看看，你的床单对你的潜意识究竟起到了什么作用。

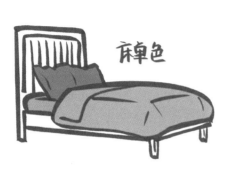

红一失眠
橘一诱发食欲
绿一舒缓情绪
黄一狂躁
蓝一助眠
紫一安神

（1）红色床罩——失眠

在中国，按照传统习俗，人们都会在结婚前去采购大红色的床上用品。新婚宴尔，红色床品不但能增添喜庆，还会让小两口对彼此增加一分心动。

但从长期睡眠角度看，红色床单过于沉重。特别是本身就有失眠、神经衰弱和心血管疾病的人，更要避免使用红色床单。红色床单会刺激神经系统，刺激肾上腺素分泌，同时增强血液循环，从而产生睡前焦虑，导致失眠。

（2）橘黄色床单——诱发食欲

一些老年人的卧室，适合用橘黄色的床单来装饰。因为橘黄色能很好地刺激食欲，一些快餐店也会使用橘色色调进行装修。这种颜色可以使人精神振奋，心情愉悦，老年人使用浅橘色床单也有助于提高睡眠质量。

（3）嫩绿色床单——舒缓情绪

嫩绿色适合性格急躁的人群使用，因为它会让人精神放松，能缓解人的紧张情绪。

（4）金黄色床单——容易狂躁

使用金黄色床单，会让抑郁症和狂躁症患者病情加重，金黄色容易造成情绪不稳定，因此不建议使用此颜色的床单。

（5）蓝色床单——有利于助眠

对于白领和IT工作者来说，蓝色床单是最适合的颜色。而且，这种冷色调床单还格外适合高血压与心脏病人群，能让他们更好地入眠。

（6）紫色床单——安神作用

紫色床单有利于体内钾的平衡，起到安神作用，但其对心脏系统也有压抑作用，因此心脏病患者需慎用。

除了上述结论外，温度也对助眠色彩的心理感受产生影响。比如随着气温下降，我们可以有意识地将床单颜色变成偏暖色调，质地上应选择稍厚的面料；而春夏两季气温较高时，床单颜色则可换成清雅的冷色调，质地上也要选择稍薄一些的面料，这样才能更好地帮助我们入眠。

春夏　　　　秋冬

冷色调

暖色调

Part2
关于睡眠的脑科学和心理学

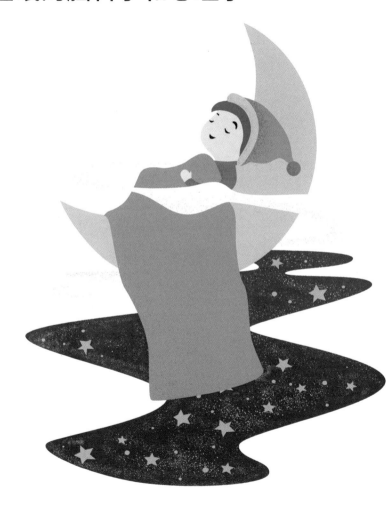

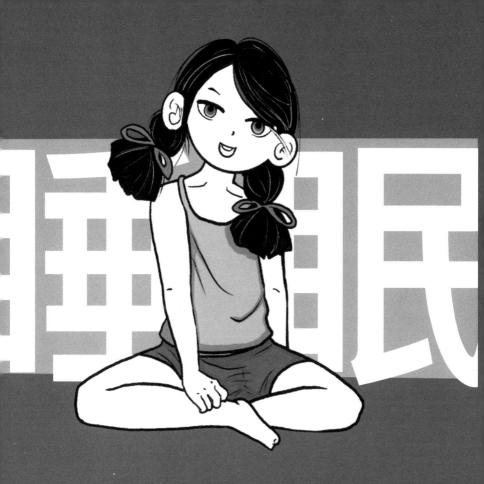

睡眠

——第五章

是谁在掌控你的"睡"与"醒"

1 睡觉的时候，你的大脑在做什么

工作一天后，我们躺在床上正准备进入睡眠。这时，你有没有想过：我们睡觉时，大脑在做什么呢？

这个问题不仅我们好奇，一些钻研睡眠的科学家也同样渴望知道。国外一项研究表明，我们在入睡后，大脑其实还在工作，它甚至可以在我们睡着之后分辨单词！

为此，相关研究人员给出了实验过程与结果：

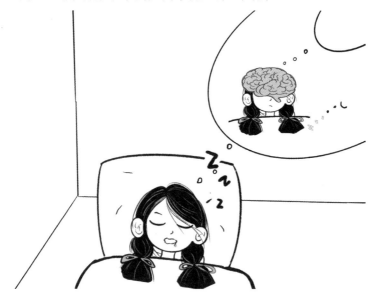

在研究中，工作人员让 18 位女士与男士进行单词分类，并且使用脑电图来记录他们的大脑活动。这 18 位参与实验的人员在听到单词后，会按下左手或右手边的按钮，将其分类到动物类或物体类。

而后，工作人员将被实验者带入黑暗房间中进入睡眠，在沉睡后，工作人员继续记录他们的大脑活动，并要求他们将单词进行分类。结果显示，尽管人们都陷入了沉睡，但大脑依然会控制左右手按下按钮，即便被实验者的双手没有移动。

通过这一实验，我们不难发现大脑即便在睡梦中，也依然保持着活跃与清醒。也就是说，虽然你的身体已经进入休眠阶段，但大脑依然在努力工作。

那么，控制我们睡眠的是大脑中的哪一部分呢？

根据现代脑科学研究成果来看，大脑内部其实并没有独立工作的部分，各种功能都是靠各个部分合作完成的，睡眠也是如此。例如，大脑内部的松果体会分泌褪黑素，让我们产生睡意；大脑皮层则对我们的睡眠起到生理保护性抑制，目的是让我们通过睡眠恢复精神与体力；而多巴胺神经系统则对我们的"睡眠—觉醒"有重要调控作用……

睡眠是一种生理反应，也是大脑赐予我们的礼物。人们在生活、工作中耗费的精力和体力，都要靠睡眠来恢复。

所以，看在大脑如此辛苦运作的份上，我们一定要保证睡眠质量。

2 与睡眠有关的丘脑、下丘脑

远古时期，人类一直遵循"日出而作，日落而息"的生活方式，但随着人工照明、工业革命、现代化计算机科学的发展，人类的睡眠时间也不断缩小。仅从最近一段时间的调查来看，人类的平均睡眠时间就比 50 年前少了 1.5 小时，且全球有将近 40% 的人遭遇了不同程度的睡眠障碍。

那么，我们大脑中掌控睡眠的究竟是哪些结构，这些结构又对睡眠起到什么作用呢？下面我们来具体解读一下。

（1）丘脑

丘脑又被称作背侧丘脑，它的本质是卵圆形灰质核团，其位置在第三脑室的两侧，两个丘脑被一只中间块（灰质团块）连接。

从睡眠医学上看，丘脑可以说是重要的"睡眠机关"。它掌控了人体的睡眠与觉醒，并且在睡眠和清醒时扮演了完全不同的角色。

在睡眠时，丘脑的神经细胞呈现间歇性成簇发放动作电位，简单地说，就是让大脑皮层失去对信息的处理能力，也就是进入睡眠状态。

在清醒时，丘脑的兴奋性细胞会连续不断地发放动作电位，这会让大脑皮层积极收集外界的信息。值得一提的是，人类在浅眠过程中会产生数以千计的纺锤波与慢波，其中，纺锤波就主要集中在丘脑部分。

（2）下丘脑

下丘脑的位置在丘脑沟下方，它也因此而得名。下丘脑的重量仅有 4 克，但它却是植物神经皮质下的最高中枢。

1939 年有一个著名实验，兰森医生将猴子的下丘脑侧部损坏，猴子立刻进入昏睡状态。因此，睡眠研究学家们判定下丘脑与睡眠间存在某种联系。

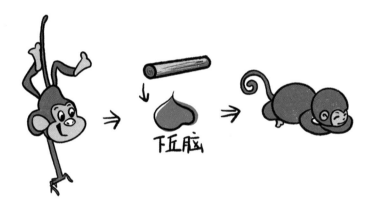

后来，瑞士生物学家赫斯使用特殊电极刺激动物的下丘脑时，发现原本清醒活跃的动物很快进入昏睡状态。从这以后，睡眠学家们才得出睡眠与下丘脑有关的结论。

当然，我们的大脑中还有很多与睡眠相关联的结构，如海马体、中缝核、网状结构和蓝斑等。

人类的大脑十分复杂，其中大部分结构，都与睡眠有着千丝万缕的联系。而睡眠科学的意义所在，就是找寻并利用这些联系，通过睡眠更好地为人体服务。

3 生物钟与生理机制

在自然中，总有一些现象让人啧啧称奇。比如蜘蛛总选择在夜晚织网，公鸡则选择在破晓时分打鸣，大雁到了秋季会往南方迁徙，大马哈鱼历经千难万险也要"回乡"……

不止自然，我们人类本身也有令人着迷的规律，这种规律就像一个巨大的魔盒，吸引着人们不断探寻。生物体的进化过程复杂而奇妙，贯穿生物生命的是一种叫作"生物节律"的东西。这种生物节律会控制生物体的生理机制，让它们在自己的轨道上按部就班地生存。

人类的生物节律中，一种名为"生物钟"的节律掌控了我们最重要的行为之一——睡眠。

一个"昼—夜"的周期正好是 24 小时，生物钟就是在这 24 小时内为我们维持状态、提示时间与事件、禁止行为的调节机制。在没有外力干扰时，我们会跟随阳光一同觉醒，会伴随日落而歇。这是人类的本能行为，也是从远古时期就延续下来的一种状态。

近 10 年的睡眠科学研究也为我们展示了这一点——作为调节昼夜节律的工具，生物钟是在中枢神经系统调控下形成的，它极大地影响着我们的"睡与醒"。

人体内部的生物钟会根据环境变化与适应程度来调节睡眠，它

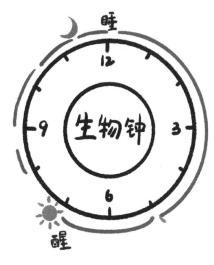

能掌控我们的荷尔蒙、体温与新陈代谢速度。可以说，生物钟不仅对我们的日常活动起重大影响，也极大地影响着我们的健康。

然而，科技却改变了这种状态，也给人们带来了很多睡眠问题。

夜间娱乐、加班、深夜被叫起来处理工作……频繁的夜间生活让越来越多的人面临生物钟紊乱的困扰。

作为人体内部的自然时间系统，如果生物钟出现紊乱，就会造成各种各样的不适。比如到国外时出现的"倒时差"现象，就是生物钟紊乱的结果之一。

人体的生理机制是极其复杂的，至今为止，我们仍未完全探索清人类自身的生理密码。但我们已能确定，生物钟在各个方面都扮演了重要角色。

人体的大部分活动是受到生物钟影响继而产生节律的，其中最为突出的就是它对睡眠的影响。

如今，生物钟与睡眠之间的关系已经成为节律生物学的一块重要研究领域，而利用生物钟调节睡眠，也对人类有着非常重要的启示。

4 决定睡眠质量的褪黑素

对于失眠的人群来说，他们总希望有一种安眠药，能让人睡得又快又香，而且还没有副作用。可是，这世界上哪有这么完美的药物呢？即便是被誉为安眠神器的"褪黑素"，也只对褪黑素缺乏的群体起作用。

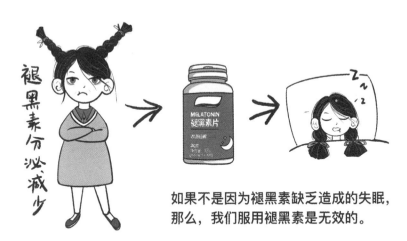

如果不是因为褪黑素缺乏造成的失眠，那么，我们服用褪黑素是无效的。

褪黑素最早于20世纪50年代在一个皮肤学的实验室中被发现。当时，实验室成员们大量服用了褪黑素，期待自己的皮肤能变得更白。然而，实验中他们的皮肤并未出现明显改善，却经常进入昏昏欲睡的状态。最终，这些实验者意识到，褪黑素可以向人体传达"黑夜"的信息，并促使人类入眠。

10 年后，麻省理工的沃特曼教授与团队针对人类的第三只眼——松果体进行了研究。他们发现，哺乳动物的双眼会因光线受到刺激，这种刺激会影响松果体释放褪黑素。也就是说，白天的太阳光会抑制褪黑素的分泌，褪黑素只有在夜晚才能达到分泌的峰值。

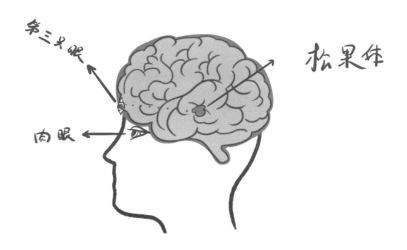

进入夜晚后，当褪黑素分泌进入血液时，它就会充当"中介"之用，帮助机体做好睡眠准备。人类由此会产生困倦感，并逐渐进入睡眠状态。此时，若有亮光或蓝光刺激到双眼，褪黑素就会立刻被抑制，并强迫我们保持清醒。

质量好的睡眠能让人更加清爽，且睡眠医学也给出结论，良好的睡眠能帮助机体降低心脑血管、糖尿病与肥胖症的风险。但是中国疾控中心在最近的一项调查中发现，国内有30%的成年人平均睡眠时间都不足7小时。究其原因，是夜晚使用蓝光设备过多，导致褪黑素分泌异常。

为了研究褪黑素分泌入血对人体产生的影响，科学家们专门设置了睡眠实验室，并招募了一些志愿者。

在实验室中，志愿者们的睡眠被严重打乱，褪黑素也几乎是一直处在被抑制的状态。在这种状态下，仅过了3周，志愿者们的血液检查结果就出现了糖尿病前期的征兆，可见褪黑素分泌对睡眠与健康的影响之大。

但是，就像我之前提到的，使用褪黑素做催眠药剂，只对褪黑素缺乏的失眠人群有所帮助，哈佛大学专门研究时间生物学的舍尔教授也同意这个说法。当机体缺乏褪黑素时，只需口服褪黑素便能促进人体睡眠，但如果夜晚服用或机体内部本就不缺乏褪黑素，这种药剂就不会对睡眠产生任何影响。

不过，褪黑素的发现仍然是十分重要的，因为随着年龄的增长，人类机体分泌的褪黑素就会减少，睡眠也会越来越困难。因此，褪黑素在治疗与衰老相关的失眠问题时，也会起到相当大的辅助效果。

5 "睡眠因子"腺苷和"提神因子"咖啡碱

提到"睡眠—觉醒"系统，腺苷是个不能被绕过的词汇。

腺苷是一种体内生成的化合物，作为人体重要的化合物之一，腺苷遍布人体细胞，广泛参与人体运作。

从医学角度将，腺苷作为一种免疫抑制剂，可以直接进入心肌，经过磷酸转换成腺苷酸，参与心肌部分的能量代谢，并且负责扩张冠脉血管，为其增加血流量。

在中枢神经系统，腺苷通过其受体，对兴奋性神经元的活动起到抑制作用，从而调节机体的"睡眠—觉醒"过程。由于腺苷对睡眠的意义非凡，因此它曾被人们称作"睡眠因子"。

已有的研究表明，腺苷及其受体对睡眠的调节作用，主要体现在它对"觉醒系统"与"睡眠系统"的协同作用。睡眠学家们发现，通过药理手段改变人体内部的腺苷水平与腺苷受体活性，就可以有效调节人体的睡眠时间及结构。

与"睡眠因子"相反，还有一种刺激中枢神经系统活跃的因子也已经深入我们的生活。

随着时代的不断发展，人的生活节奏变得越来越快，在疲惫困倦的时候，喝咖啡提神就成了大部分人强打精神的首选。

既然是提神，也就是强行抑制人的睡眠欲望，那么咖啡是怎么做到的呢？

咖啡类饮料中有一种名为咖啡碱的物质，它也被称作咖啡因，咖啡因可使大脑中枢神经系统产生兴奋。那么，它与腺苷有什么联系呢？

近年来，人们对咖啡碱的认识越来越多，也发现了咖啡碱实际上是中枢腺苷受体的一种拮抗剂。大量实验证明，不同剂量的咖啡碱会改变不同程度的腺苷受体，这虽然能治疗一部分诸如帕金森综合征、阿尔茨海默病等中枢神经系统疾病，但副作用之一就是对人类的睡眠造成影响。

睡眠医学已经证实，咖啡碱会阻断腺苷受体，腺苷及其受体被阻断，就会让人的觉醒程度上升，从而抑制睡眠。

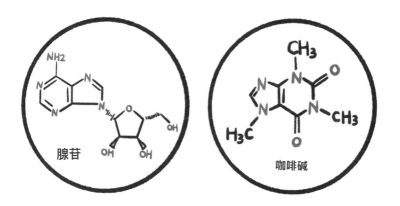

而医学研究发现，人体对咖啡碱的吸收效果良好。通常情况下，一杯咖啡所提供的咖啡碱可以让人在 1 小时内全部吸收，而中枢神经兴奋的效果会在 15 分钟左右生效。与吸收相反，人体代谢咖啡碱的时间却很长，代谢一杯咖啡碱的时间通常需要 7 小时甚至更久，而完全代谢咖啡碱大约需要 8 ～ 14 小时才能完成。这也就是为什么有些人在下午喝了一大杯浓咖啡，结果到了深夜依然睡不着、辗转反侧的原因。

而且，随着年龄的增长，人们代谢咖啡碱的能力会下降，这也是医生不建议老年人饮用咖啡类饮料的原因。

而且，对于一些心理素质差、先天条件差以及吸烟、怀孕的人，咖啡碱代谢的速度会更加缓慢，它对睡眠的影响也会越强。

但是也有些人说，自己睡前喝咖啡能睡着，这是因为人们在摄入咖啡时，人体对其尚未完全吸收，在饮用的 15 分钟到 8 小时内，咖啡因的效果才会逐渐显露出来，而喝过咖啡的人基本上还没有等到这个阶段就已经睡着了。

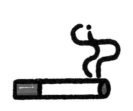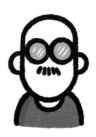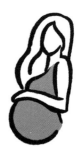

咖啡碱代谢慢的失眠群体

那么，睡着了之后咖啡碱是否还会起作用呢？答案是肯定的。咖啡碱在人睡着时，依然可以抑制腺苷的作用，从而影响人的睡眠质量。一个普遍的共识是，大量的咖啡碱会让人的深度睡眠时间缩短，最长缩短为 1 ～ 2 小时。

所以，当我们需要咖啡提神时，不妨选用低因咖啡，如果只是喜爱咖啡的味道，则可以选择无因咖啡饮用，这样既不影响口感，又不影响睡眠。

与咖啡碱作用相同的还有茶碱、茶多酚等物质，虽然茶叶能对人体起到保健作用，但若想不受到觉醒影响，保障睡眠质量，建议人们在睡前 12 小时内不要饮用富含茶碱与茶多酚的茶叶饮品。

6 T细胞对机体休眠的影响

　　免疫细胞作为不良细胞的杀手，一直是维护人类机体健康的重要成员。其中，T 细胞又是免疫细胞中的杀手代表，可以说，T 细胞负责了一半以上的病毒杀灭任务。在日本动漫《工作细胞》中，T 细胞被拟人成了成年肌肉男性，可见其杀毒功能的强大。

　　T 细胞，全称为"细胞毒性 T 细胞"，它能够分清侵扰人体的感染源以及机体产生的癌细胞，并且直接将其杀灭。即使无法将其全部杀灭，也会分泌出一种淋巴激素，唤醒其他免疫细胞共同对付

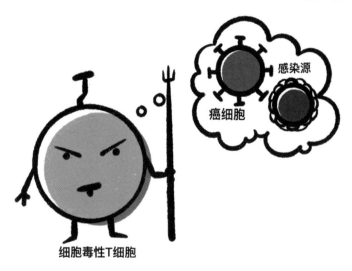

感染源

癌细胞

细胞毒性T细胞

不良细胞。

因 T 细胞的特殊性，医学界将其能力称作"调节免疫"能力。

前面已经提到了，机体如果被剥夺了睡眠，就会衍生出各种各样的生理、心理问题。那么，T 细胞对睡眠又有什么影响呢？

为了探究这个问题，德国图宾根大学的斯托扬教授专门成立了研究团队，并且将其研究成果发表在《实验医学杂志》上。斯托扬教授发现，如果人类没有在该睡眠的时候入睡，就会导致肾上腺素等调节"睡眠—觉醒"节律的激素被破坏，这种破坏会直接抑制 T 细胞的能力，从而影响正常免疫功能发挥作用。

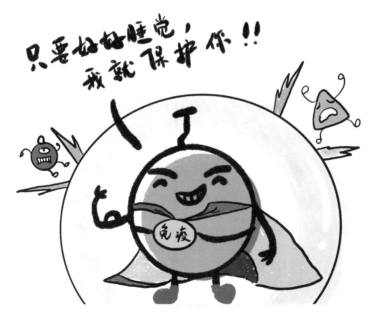

在过去的医学研究中，人们通常会将重点放在 T 细胞与抗原的

紧密联合上。确实，这种理想状态会让机体的免疫力提升，但不可避免的是，抗黏附因子会破坏 T 细胞与抗原的黏合，反而降低人体的免疫能力。

降低 T 细胞与抗原黏合力的是我们熟悉的多巴胺、肾上腺素和前列腺素等，这些激素都是促进人体觉醒的主要成分。其中，前列腺素还会增强机体对痛觉的敏感性，它会让经期的女性朋友非常困扰，进而更加难以入睡。

但在睡眠状态下，这些与 T 细胞黏合作对的激素分泌量都会大大减少，这也成为睡眠辅助 T 细胞等免疫细胞工作的重要条件。

在人体进入睡眠阶段时，T 细胞会在机体受到病毒入侵或感到有细胞发生癌变时迅速出手，与靶细胞形成"免疫联合军"，为机体提供修复功能。在睡眠阶段，破坏 T 细胞与抗原黏合的"兴奋类激素"活动趋于缓慢，这让 T 细胞在夜间工作达到峰值。

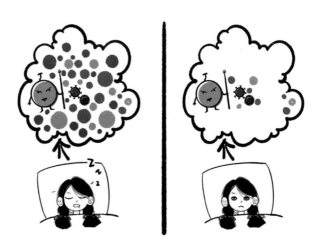

早晨 6 点左右是 T 细胞工作的顶峰时段，如果机体过早清醒或过晚入睡，都会导致 T 细胞与抗原联合形成的整合素的激活。这样一来，原本渴望与抗原进行黏合的 T 细胞，也只能因黏合力不够而"掉队"，给不良细胞活跃的机会。

　　根据这样的研究成果，我们不难看出 T 细胞在睡眠质量高的机体中更能发挥有效作用。而且，只要我们稍微晚睡几个小时，就会造成 T 细胞的黏附能力减弱，削弱我们的免疫能力。

　　很多人都反映，自己在熬夜或通宵后很容易感冒，其原因就是机体的免疫功能没有获得睡眠的辅助，给了病毒一个入侵体内的机会。所以，睡眠长期得不到保障的群体，一定要对自己的健康重视起来，一些因心理问题而失眠的人，也要尽快与心理医生取得联系，以保证自己的免疫系统正常运作。

　　T 细胞不但能保卫睡眠的正常进行，还能通过睡眠进行免疫细胞修复。可见，保证睡眠质量，也就是保证我们机体的健康。

7 多巴胺能神经系统对"睡眠—觉醒"的调控

　　失眠是一个让全人类头痛不已的问题，造成失眠的原因也多种多样。可不管是生理问题还是心理问题，最终都会影响到生理健康。

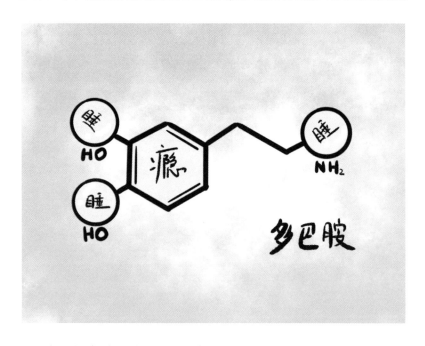

　　斯坦福大学医学院成立了专门研究"睡眠—觉醒"的小组，并且将研究结果发表到了《自然神经科学》杂志上。按照这份研究，

我们不难发现大脑中的多巴胺能神经环路在控制人体"睡眠—觉醒"中起到了重要作用。

多巴胺能是一种相对复杂的神经元，它释放的多巴胺是调整人体精神活动的必需分泌物，从生理功能看，多巴胺能神经元有三项主要功能：

（1）调节机体锥体外系运动

多巴胺调节机体椎体外系运动的主要功能，是调节肌肉的运动与平衡，以及协调肌张力。这种调节功能依赖于多巴胺与乙酰胆碱的平衡，一旦多巴胺出现调控障碍，就会让人体出现帕金森症状。

（2）控制精神活动

作为大脑内重要的神经递质，多巴胺可掌控诸如认知、记忆和学习等精神活动，并且参与对情绪的控制，以及对人体觉醒的控制。

（3）调控内分泌系统

多巴胺本质是一种脑内分泌物，而作为可以控制或影响人情感、感觉、神经的分泌物，它可以通过让人兴奋来增加或减少身体某些激素，因而也有着影响并调节人内分泌系统的功能。

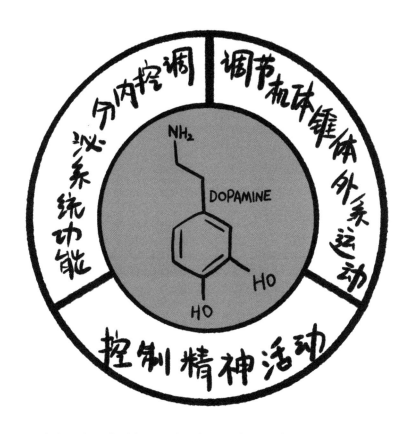

　　综合以上三点功能，医学界意识到多巴胺除了做兴奋剂使用外，也可开发为镇静剂，进而用来缓解人的睡眠问题。

　　人在睡眠不足时，体内的多巴胺发生改变，随着睡眠质量的下降，多巴胺会剥夺人的记忆力、学习能力和认知功能，让人们的精神活动受到影响。此时，如果能够对多巴胺进行人为的干预，就可以在短时间内达到促进睡眠的效果。

多巴胺在不同方面、不同意义上参与了人体睡眠，不仅在"睡眠—觉醒"中起到至关重要的作用，还会影响到人的行为，进而影响睡眠。

当人体的多巴胺分泌足够时，就会产生满足感，可当多巴胺分泌过多时，就会产生一系列"上瘾"的问题，如嗜酒、嗜毒、嗜性等。长期从事单一活动，如长时间工作（"996"工作），也会让多巴胺发生失衡现象，危害人类睡眠。

而适当的运动、读书、散步、艺术、养宠物等活动都会促进多巴胺平衡，只有保证体内多巴胺的分泌不出问题，才能让人们拥抱更好的睡眠。

8 记不住梦，并不是睡眠问题

至今为止，世界上还不存在不做梦的普通人。有些人说，"我就从来不做梦"，可这并不能证明你真的不做梦，这只能证明你不记得自己做过的梦。大多数情况下，我们都记不住梦，或者只能记住梦中的几个小片段。

专门研究神经学的澳大利亚科学家、莫纳什大学的安德里隆教授说过，"人们不描述梦境，不是因为他们不做梦，而是因为他们通常会忘记梦境"。

记录人类梦境的器官叫海马体，它位于大脑半球的内部，也是负责人类记忆的重要组织。当我们睡觉时，大脑的活跃程度并不比清醒时弱，也就是说，我们的大脑其实一直都在工作，只是睡眠会帮助大脑进行另一种程度上的休眠，给其他组织一个喘息的机会。

梦，作为一种神秘衍生物，通常会帮助我们记录白天发生的事情，或者帮我们实现某种欲望。大脑区域内最后进入休息的是海马体，根据这一理论，安德里隆认为海马体也是最后苏醒的大脑器官。由于大脑苏醒，而负责记忆的海马体却尚未苏醒，所以你记住的梦境变得短暂，甚至无法回想起梦境的具体内容。

但这并不是说海马体在夜晚睡眠时不活跃，事实上，海马体在人体进入睡眠时是相当活跃的。它需要不断向大脑皮层发送信息，来帮助大脑对白天的记忆进行存储。

　　也就是说，在我们熟睡的时候，我们的大脑依旧是很忙碌的。它不仅负责为我们造梦，还要负责自我放电，同时分泌许多刺激成长、有益健康的激素。

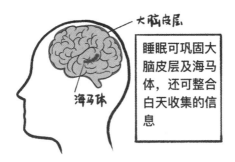

　　所以，我们在醒来后记不住夜间梦到了什么，只是因为负责记忆的海马体尚未苏醒，并不是睡眠出了差错，有这方面担忧的人可以放心了。

9 睡眠与抑郁共同的脑机制问题

抑郁症患者与失眠症患者，其实都是在同一个脑区出现了问题。

很多人不理解，虽然在抑郁情绪中的人往往都有睡眠问题，但没有抑郁症的人，睡眠质量有的也很糟糕，难道睡眠不好的人都有患抑郁症的风险吗？对此，医学并没有给出肯定的答案，但是睡眠质量不好的人会很容易情绪失控，继而诱发大量的情绪问题，则是毋庸置疑的。

其实，有关抑郁与睡眠之间的关联，早在 20 世纪的医学界就已经开始研究了。随着科技不断发展，现代睡眠医学专家们已经研究出双方背后的大脑机制，并从中得出了结论。

美国精神专家曾做过一项名为"睡眠质量与抑郁症关系"的脑神经环路研究，研究中得出了这样的结论：

睡眠质量较差的人群，其与负面情绪相关的脑区（大脑外侧眶额皮层）、与短时记忆相关的脑区（背侧前额叶皮层），以及与自我相关的脑区（楔叶）等区间信号的功能连接明显升高，也就是这些脑区的同步性明显提高了。

这项研究结果的意义在于医学专家可以借此同时为失眠患者和抑郁患者提供治疗方案，通过对以上提及的大脑区域的靶向刺激，同时改善睡眠问题和抑郁问题。

关于这几部分脑区的刺激，医学家有药物和心理治疗两种，从长期的效果来看，药物治疗不如心理治疗，用心理的方法进行情绪的引导和心态的调节，是解决睡眠和抑郁的最好方法。

当然，如果睡眠问题相当严重，抑郁症状也非常明显，甚至影响到了当下正常的生活和工作，那么就应该果断采取药物干预，先把问题稳定住，此时，心理治疗就只能先"退居二线"起辅助作用了。

因此，当发现睡眠不足引发情绪问题，而心理疏导又无法解决问题时，还是应当尽快寻求专业人士的帮助，以免耽误病情。

10 你是"百灵鸟"，还是"猫头鹰"

夜深了，浓浓睡意来袭，但有些人却怎么也睡不着。于是，他们从床上坐起来，给自己倒杯水，无不伤感地想着，"从不想睡，到不能睡，再到最后睡不着，我们都是夜归人……"

停！不要感慨了！你要先认清，自己究竟是不想睡，还是睡不着？

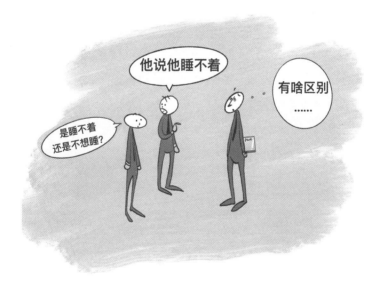

有些人喜欢在睡前打个游戏、刷个剧，然后直到凌晨还保持着兴奋。这类人没有睡，也不想睡，因为在他们的大脑中，比睡眠更重要的是现在手中的游戏或剧。

还有些人，一到晚上就容易变得敏感多思。他们会回忆自己的前半生，会对未来做展望。他们对自己不满，也对生活的某一部分不满意。他们认为，自己可以做得更好，过更好的生活，但却总是有心无力……这些类似的想法老是在睡前冒出来，他们知道，自己该睡觉了，也很想睡觉，但却控制不住万千思绪，最后造成了失眠。

这类人的失眠原因是不肯放过自己。

也许是之前做了太多计划，有太多想法，但一直没有付诸实践；也许是在不得已的情况下做出让自己后悔的选择；也许是现在的生活与自己渴望的落差太大……

找到原因后，我们才能解决问题。如果是因为计划，那只要迈出第一步，让自己知道是在往前走即可；如果是因为后悔的选择，则只要找到挽回的方法，并且做出努力即可。

失眠的原因千万条，但只要想明白到底是不想睡还是睡不着，就能发现问题的根源出在哪里。找到原因，解决它，才能跟失眠彻底说"拜拜"。

那么，怎么去找原因呢？这里有一个比较重要的概念需要普及：虽然大家都有生物钟，但每个人的生物钟是不一样的。

在这里，我们不妨先来做个小测试。

如果让你在早晨六点起床，你是否会感到神清气爽？

如果让你晚上九点就上床睡觉，你是否能很快入睡？

你是一个不愿意熬夜的人吗？

如果你的答案都是肯定的，那么你就是百灵鸟睡眠类型。

你是否睡得太早，半夜就会醒来再也睡不着？
你是否在午夜前无法入睡？
如果是半夜回家，你能否一上床就立刻睡着？
如果你的答案都是肯定的，那么你就是猫头鹰睡眠类型。

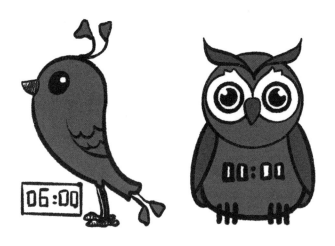

　　百灵鸟睡眠类型的人是习惯早睡早起的人，也就是说，其生物钟运转要比常人更快；猫头鹰睡眠类型的人是迟睡晚起的人，他们的生物钟要比常人慢一些。
　　虽说"早睡早起身体好"，但我们没必要强迫自己早睡早起，如果你是猫头鹰类型的人，就算强迫你早睡一小时，也不会让你的睡眠质量得到改善。

　　因此，我们究竟适合怎样的睡眠，还需要根据各人的生物钟情况来决定。

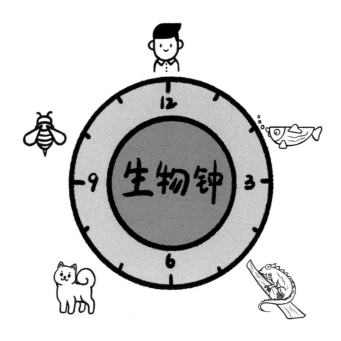

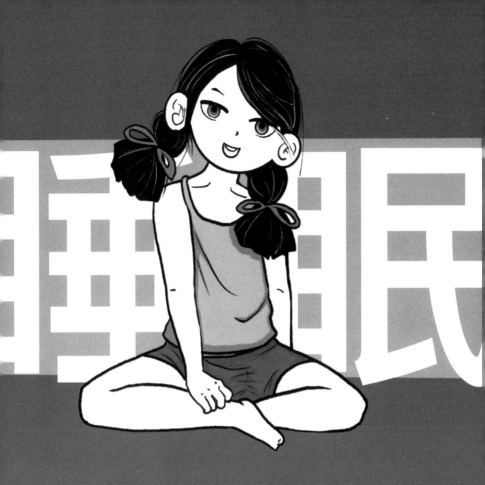

睡眠

——第六章

所有的睡眠问题都是情绪问题

1 你的睡眠被焦虑赶走了吗

晚上脱掉衣服躺在床上，本来应该进入一个安稳的梦乡，可有一些人却因为焦虑翻来覆去，无论如何也睡不着。

焦虑，也许是为了工作，也许是为了感情，也许是为了其他的什么，但一旦陷于其中，就会无法入睡。

其实，因情绪而导致失眠是几乎所有睡眠障碍的发端，正因为如此，心理学家才说"所有的睡眠问题都是情绪问题！"其实这句话很好理解，如果是身体某些病痛导致人无法入眠，那么只要对症下药，把病治好就可以了，而恰恰是心理上的问题导致的失眠是最难解决的，因为毕竟我们中国人大多数是没有看心理医生习惯的。

当人处于某种情绪中，无论是神经系统、循环系统还是肌肉系统都会受到情绪的影响，这种影响往往是负面的，而这些负面影响带给人最直接的表现就是让人无法放松下来，进而无法进入到正常的睡眠状态。

处于焦虑中的人，往往会感觉到极度的不安，在床上，他会有一种又想躺着又想坐起来的感觉；他的状态惶惶不安，用一句话来形容就是"如同热锅上的蚂蚁一样"，当他闭上眼之后，他会无法控制地想一些事情——即便明知道不应该想；他整个人六神无主，像散架了一样，总是有很多小动作，或做一些无意义的小事，躺在床上，他会不停地翻身，甚至起床，一会儿喝口水，一会儿换个枕头……

试想，一个处于这种状态的人，怎么可能会睡得好呢？也正因为如此，由焦虑引发的失眠现象才成为一种很常见的失眠类型，也是临床上失眠原因最多的类型。

现实生活中，因心理问题而导致失眠的首要原因也都是因为焦虑，焦虑导致的精神紧张、胡思乱想等都是造成入睡困难的直接原因。而一个人如果长时间的因焦虑而失眠，还可能因此出现头痛、心慌心悸、多汗等身体状况。

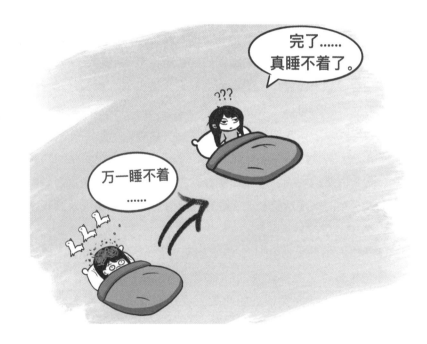

有些人在白天没有什么问题，可一到了晚上就忽然焦虑，一边担心自己的未来，一边懊悔自己的过去，想着想着，一整宿就过去了。那么，焦虑是哪里来的呢？

注意观察你就会发现，如果一个人长时期受挫，就会产生恐惧、紧张等情绪障碍，进而产生焦虑；也有些人是因为期望太高、目标太多，却未能一一实现而感到焦虑；或者是因为做错了事情，提心吊胆而焦虑。

患有焦虑失眠的人群，除了受生理疾病影响外，还有两个原因。第一，白天被什么事情影响了心情；第二，因为害怕失眠而焦虑到睡不着。

这些问题都很容易解决，如果是生理性疾病，只需让病情出现好转即可。如果是因为心情，那么就有针对性地调节情绪，如果是因为害怕失眠，那就有点得不偿失了。

还有一些焦虑问题导致的失眠是因为对睡眠问题过度关注，反而给自己造成了心理压力，造成了焦虑性失眠。

对于这一点，大家可以记住：偶尔一天或几天少睡几小时并不足以构成失眠，人体有自我调节功能，只要不长期让生物钟紊乱，就不会对身体造成太大伤害，我们大可不必为偶尔的一次失眠而感到焦虑万分。

那么，我们应该如何应对焦虑呢？在心理学上，应对焦虑的解决方法可以用两个字概括——聚焦。

比如睡前出现了焦虑情绪，你可以先让自己坐起来，然后感受一下现在的心情，"是的，我现在正在焦虑。"

在确定焦虑后，开始确定焦虑的原因，"是因为感情焦虑吗？

不是……是因为工作吗？是的。为什么呢？因为有一项本该明天上交的任务，我还没有完成……"

确定原因后，再开始确定后果，"如果任务不能按时上交，我的上司会生气、会失望，我也会因此受到惩罚。"

确定了后果，最后开始确定解决方案，"这个任务还有被完成的希望吗？如果确定任务不能完成，那有没有其他补救措施？当对上司如实相告时，需要采用什么口气？"

当你想出一个完美的解决方案后，就会发现焦虑在你思考的过程中已经消失，而你也可以好好睡觉了。

2 生气的时候，先不要着急睡觉

居家生活常听到一句话叫"不能带着怒气入睡"。吵架不过夜，这似乎是中国人的共识，这种共识从老一辈人就开始坚守，他们认为如果带着怒气入睡，就容易让怒气化作怨恨。

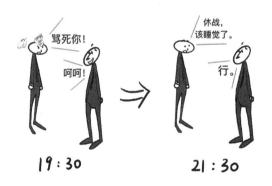

如今，科学家们似乎也发现这句民间俚语所碰巧具备的一些科学性，并通过一项实验支持了这种观点：带有愤怒的负面情绪，在过夜之后会更加深刻，甚至到难以逆转的地步。

在前面我们已经提到，海马体是大脑储存记忆的工具，而长期记忆的储存主要是由大脑皮层来完成的，在记忆的过程中，掌握人类情绪的杏核仁虽然不能储存记忆，却也是辅助记忆保存的工具。也就是说，人类在睡眠过程中，不但可以对记忆进行修复，也可以对情绪进行巩固。等到睡醒后记忆得到了进一步巩固，情绪也会随之加深。

《自然—通讯》杂志上发表了一项研究，研究称："在睡眠中，人的大脑会重新组织负面记忆的储存方式，使这些感觉日后更加难以压制。"

在研究中，来自英国的研究人员找来了 73 名男性作为实验对象，让他们观察 26 张人脸照片，每张照片都有令人难受的形象，比如哭泣的小孩，受伤的人甚至是尸体……

在观察之后，研究人员告诉实验对象，让他们努力去忘记让自己最难受的照片。但是，在实验对象经过了一夜的睡眠之后，研究人员却发现，这些人越想忘记的负面记忆，却往往记得越深刻。这说明，睡眠更能帮助人们记住他们不想记住的东西。

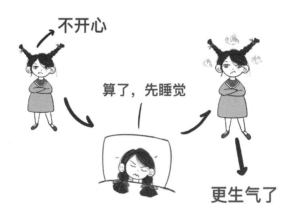

也就是说，如果我们带着愤怒情绪入眠，愤怒情绪不但不会跟随时间消失，反而会因为睡眠的巩固，让我们在今后的日子里更加愤怒。

而且一般来讲，一旦一个人陷入愤怒情绪中，他也很难正常入睡。

在心理学领域，愤怒被解释为一种具有强烈刺激性的情绪，它是心理上极度的挫折感引发的强烈不满，进而让人爆发出反抗现实的本能反应。

愤怒表现为情绪上的激动和行为上的破坏性，试问一个处于这样状态下的人，怎么可能安然入睡呢？因此，带着怒火上床，只会让人们辗转反侧、难以入眠，即便入睡也会引发多梦等问题。

那么，我们应该如何解决愤怒情绪带来的睡眠问题呢？

尝试忍住怒气、忘记怒气是不正确的，前面已经提到，人们越想忘记负面情绪，反而会将其记得越深刻。如果睡前我们触发了怒火，不妨先使用情绪管理中的"倒数法"冷静下来，然后再仔细分析愤怒的原因，尝试从根源上解决问题。

所谓"倒数法"，就是先让当前的情绪暂停，也让自己的理智与思维回归状态。当怒火让你瞬间失去理智，而现在又是睡眠时间时，不妨先从 12 开始倒数。当数到 1 时，人的情绪往往就会平复，理性也就回归了。

但倒数法需要注意两点：

（1）禁止正数

如果按照顺序 1、2、3……这样正数，那就会取得相反效果。因为它是一种顺势行为，比如"1、2、3——开始！"或"1、2、3——打"等，这样反而会刺激情绪，让怒火变得更旺盛。此外，正数数字没有设限，一不小心就会数到几十几百，会额外增添一丝不耐烦的情绪。

（2）倒数的数字不能多

倒数法的数字最好是 12 ～ 15，如果太多，就会让人感到急躁，后面就会越数越快，呼吸也会越来越急促，导致情绪无法平复。

倒数法的目的是让人冷静，接下来的重点，当然还要放在如何消除造成愤怒的原因上。毕竟只有将问题解决，我们才能毫无压力地进入睡眠。

3 背着压力睡觉，肯定睡不好

睡眠是人不可缺少的休息，可如果心里有压力，你又怎么能睡得好呢？

如果注意观察你就会发现，身边失眠的人通常会把"我好累""累得睡不着"等话放在嘴边。睡不着真的是因为他们"很累"吗？也许他们确实很累，但他们累的一定不是身体，而是他们的心理。

无论扮演什么角色，现代人每天都要面对巨大的压力，如果这些压力累积起来无法缓解，久而久之就会让人产生疲惫感，在这样状态下的人，即便什么不做也会感觉"很累"。而一个总是"很累"的人，其睡眠质量也一定不会太好。

如何解决这个问题呢？答案就是让自己真的"累"起来，把压力转化成为运动的动力，来一场睡前运动。

有人说，睡觉前"撸铁"，出一身汗，把自己累个半死就能睡得香。停！这其实是大错特错的。

强力的无氧运动不但不会帮助睡眠，反而会让人的身体兴奋，从而造成失眠。真正适合睡眠的睡前运动一般要在睡前3小时进行，且运动量要适当。

适量运动能修复睡眠的原因是避免了人体因为久不运动导致的

摄氧量降低等问题。一个长期不运动的人，肌肉中乳酸会逐渐固化，骨骼中的钙质也下降，体内物质与氧气结合也会严重不足，从而出现各种身体和心理问题。

散步和慢跑因为运动量小，所以是较为适宜持久进行的睡前运动。

而事实上，如果我们观察就会发现，不仅是我们人类，在动物身上我们也能够发现它们对于运动的渴望。如果家中有养猫狗等宠物的朋友，就不难发现动物们经常四处踱步，这就是一个生理性的循环。

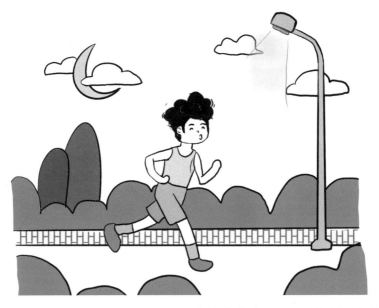

散步等适量的运动，可以让人类的大脑分泌出一种抑制兴奋的物质，这种物质可以帮助我们进入深度睡眠，并迅速缓解疲劳。

慢跑与散步一样都是有氧运动。但慢跑比散步有个优势，就是可以释放压力，身体应对压力的激素被称作皮质醇，皮质醇水平越高，说明压力越大。

跑步原本是刺激皮质醇释放的方式，当停止运动后，就会让身体释放皮质醇的速度减缓，这样在睡眠时就会带着更少压力，也就更容易入眠。

同时，慢跑还能促进身体释放如5—羟色胺、多巴胺和内啡肽等激素，这些都是能帮助人们减轻焦虑的激素。

下班后的最佳慢跑时间是傍晚时分，但如果工作太忙或有其他事情，也可以选择在晚饭后 1 小时进行。如果是饭后跑步，要注意晚餐不要吃太多，不要跑完立刻睡觉。晚饭后 1 小时和睡觉前 3 小时之间，选择 30 分钟慢跑最为合适。

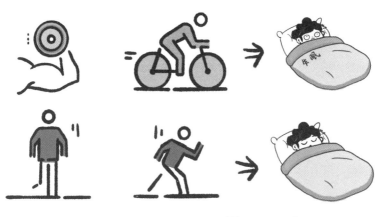

晚饭后1小时～睡前3小时 30min 慢跑

如果家里有条件，可以使用跑步机慢跑，但要注意设置好程序，提前设定跑步的时间、坡度与速度，同时注意自己的心率变化，以有氧慢跑为主。

总之，散步、慢跑之类的运动与睡眠之间的关系是很微妙的，我们要做的就是协调二者关系，让运动最大限度地改善人们的睡眠。

4 兴奋刺激，睡前对影视片说"不"

我们上面讲的是负面情绪对于睡眠的不良影响，但有的时候，正面情绪对于睡眠的影响也是不容忽视的。

你应该发现过这样的现象，重大节日或事件之前，很多人总表现得"不困"。例如，新年夜的孩子即便比往常晚睡两三个小时也不会觉得困，婚礼日之前的新娘也总是比较容易熬夜……

产生这些现象的原因是正面情绪导致人进入相对亢奋的状态，从而抑制了人的睡眠神经，让人无法安然入睡。

如果这样的情况是偶尔一次倒也无所谓，但有些人就是喜欢在睡前进行一些能引发情绪的活动，例如看影视剧，这往往就是导致睡不好的罪魁祸首。

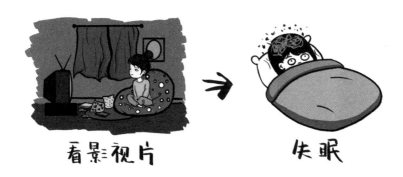

看影视片 → 失眠

还一些人为了解压或寻求刺激，会在工作之余看个恐怖片。但看过之后，总忍不住回想片中的某个片段，总觉得身后有人，想回头确认又不敢；恐怖片里出现的背景音乐；恐怖片中鬼怪出现的场所……此时，即便是去卫生间、客厅，只要它在恐怖片里出现过，就让我们在使用的时候战战兢兢；如果是自己一个人在家，睡觉的时候有些人甚至不敢关灯，害怕闭上眼睛、无法入睡。

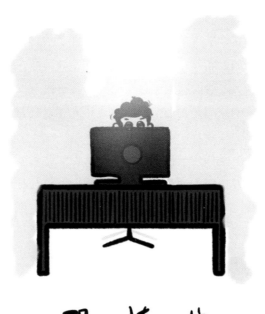

恐 怖 片

看到这些后，不少人会说："那我不看恐怖片，看个喜剧片不就得了？"

也不行，其实睡前看喜剧片，给睡眠带来的影响跟恐怖片是类似的。喜剧片会从另一方面让大脑兴奋，抑制睡眠神经，让人们被动地无法入眠。

网上经常看到有人说"失眠的时候看个好电影，会让人美美地入睡"，甚至有人标榜"最好的安眠药，是睡前看个好电影"，其实这也是不对的。

不管是哪种电影，都会有一个让我们"兴奋"的点。喜剧片也好，恐怖片也好，剧情片也好，即便是平淡的纪录片，都有一个值得被记忆和思考的元素，这种元素会升华成感动、快乐、悲伤等，突出的表现就是让人入睡困难，会让我们暂时性失眠，这是因为大脑受到电影的影响，让人们思绪万千，继而无法入睡。

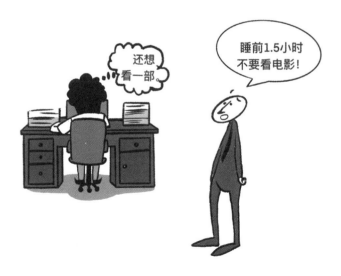

因此，我不建议大家睡前观看任何影视作品。如果喜欢，可以在下班后看个电影消遣一下，但至少保证在睡前 1.5 小时观影结束，给大脑一个缓冲的时间。

如果是观看过电影，并出现睡眠问题的朋友，我建议看一些专业性较强或轻心灵的书籍，让兴奋的大脑有一个过渡，能够逐渐冷静下来，只有当你将大脑中的亢奋情绪平复下来，你才能够进入梦乡。

5 倾诉，让你睡个好觉

我们有时会在半夜接到朋友倾诉的电话，电话的那边对方通常是心情极度低落甚至很愤怒。

的确，倾诉是一种很有效的心理疏导方法，而在解决因情绪而导致的失眠问题时，如果能在睡前将心中的负能量倾诉出去，我们或许就可以获得高质量睡眠。

倾诉为何能够释放负面情绪呢？从心理学的角度讲，情绪的排解方式一共有四类，分别是：倾诉、抱怨、运动和哭泣。其中，倾诉就是用言语的形式，将内心郁积的负面情绪抒发出去。而倾诉的行为也可以被拟态为"求抱抱""求安慰"。

当你处于愤怒、委屈、焦虑等情绪中无法入睡时，以言语的形式获得一定的安慰，会缓解这些情绪对你的影响，进而让你获得一种因为得到安全感而带来的放松。

但在现实生活中，睡前倾诉有一个技术性难题：对方将问题倾诉给我们，他们是能睡个好觉了，但接下来我们恐怕就要失眠了，所以不少人都将手机设置了睡眠模式，以此来阻绝他人的倾诉。

在这种时候，需要倾诉来助眠的朋友，又该如何疏导心中的负能量呢？我建议采取以下策略：

（1）自己对自己倾诉

很多人觉得，自己一个人喋喋不休是种精神错乱的表现，实则不然。从临床案例看，当临床者想要跟自己交流时，就会在心理方面产生应激反应，这种应激反应可以中和他们的负面情绪。

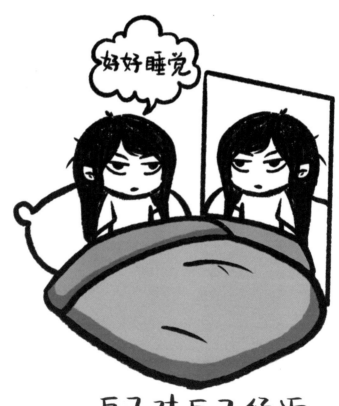

古今中外，人们与自己交流的方式数不胜数。比如去寺庙对佛祖诉说，再比如在忏悔室里默默忏悔，又比如面壁思过，这些都是自我倾诉的好方法。

（2）找准自己的"痛点"

李白曾有"五花马，千金裘，呼儿将出换美酒，与尔同销万古愁"之句，可见其痛点是"酒"。如果能找到自己的痛点，找到自己的兴趣爱好，我们便可与之"倾诉"。

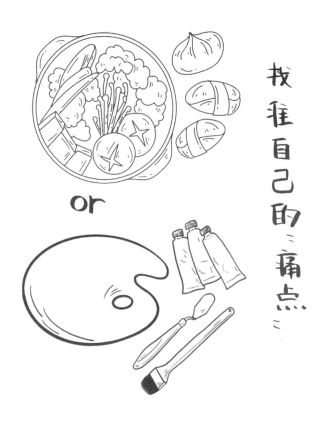

喜欢美食的人，可以在心情不好时适当吃点甜食，喜欢暴力发泄的人，可以买个压力释放玩具。总之，找到自己的痛点，在睡前将心中的负能量排解掉，这样才不会影响我们的睡眠。

（3）付费倾诉

如果经常被负面能量缠身，我们也可以寻找付费倾诉服务（专业的心理咨询服务）。这样一来，我们就可以随时随地向他人倾诉，也可以得到专业的意见与解决方法。因为是付费倾诉，所以心里也不会有"大半夜打扰对方"的罪恶感，大家各取所需，是个很不错的倾诉方式。

使用倾诉的方式确实可助益睡眠，只要我们用对方法，就能在不打扰别人睡眠的情况下修补自己的睡眠。

6 白天集中精力，晚上才好入眠

生活中，我们常听到这样的抱怨，"我白天也没干什么，怎么晚上就睡不着呢？"确实是这样，有些人白天无所事事，闲了一整天，到晚上想睡个好觉明天重新振作，但却怎么也睡不着。其实，他们不知道的是，让他们无法入睡的正是"白天什么都没干。"

有些人上了一天班，却没有真正集中自己的注意力。如该集中精力做事时，却满脑子都是"下了班去哪儿玩？""中午吃什么？""周末去逛街买什么？"……这些让他的大脑神经间歇性地处在松懈状态，这种松懈状态又会抑制睡眠激素的产生，让他一到晚上反而没了睡意。

从这个角度看，为了睡个好觉，我们在生活中似乎还是劳累一些更好。但很多人也反映，自己白天做了很多体力工作，累得浑身酸痛。觉得白天这么累，晚上肯定能睡得香，但事实却是白天过度劳动，晚上反而睡不着。这又是为什么呢？

其实，无论是太闲还是太累，对于睡眠都是非常不利的，人处在太闲的状态下，睡眠激素的产生会受到影响，但当人过于劳累时，又会因为多巴胺的分泌让人无比亢奋。

我在前面已经提到，多巴胺是一种大脑分泌物，它主要负责人体的情欲与感觉，并且传递各类会导致人兴奋的信息。在大脑的中脑腹侧被盖区内，多巴胺一直扮演着重要角色，而当一个人的多巴胺分泌过多，他就会处在兴奋的状态下，进而因为兴奋而失眠。

当然，也有些人的多巴胺分泌不是因为劳累，而是因为睡前活动，如睡前使用电子设备玩游戏或看视频时，大脑一样会分泌出多巴胺让人再次兴奋，从而影响睡眠。

那么，该如何解决这个问题呢？答案是尽量集中精力做一些事情。

与体力劳动、电子游戏等不同，集中注意力工作或学习不会过分刺激中脑腹侧被盖区的多巴胺神经环路，这不仅有助于普通人的正常睡眠，对于治疗失眠也是有好处的。

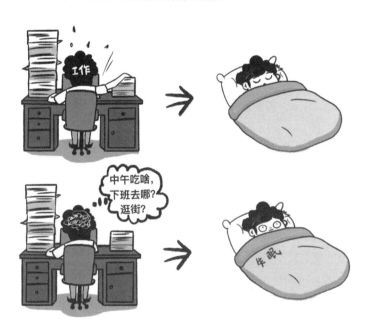

而相对于"闲得难受"，如果我们白天工作时能够集中精力与注意力，就可以极大提高大脑的灵活度与活跃度。大脑活跃了，就

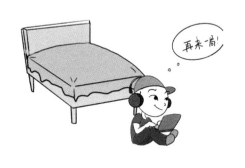

可以让交感神经充分发挥作用，进入一个科学的节奏当中，不会出现在夜间因为日间活跃度太低而导致的异常亢奋，进而让睡眠神经和睡眠激素能够正常起作用，让大脑在晚上安然休眠。

那么，这对于睡眠心理方面的改善有何意义呢？那就是无论我们处于何种心理状态下，一旦发现自己有睡眠障碍出现，都可以试着用提升专注程度的方法来调节。

在日常生活中，这些方法有很多，例如在睡前做一些整理性、打扫性的家务，或进行一些不需要智力参与但需要绝对专注的游戏，做一做手工等。

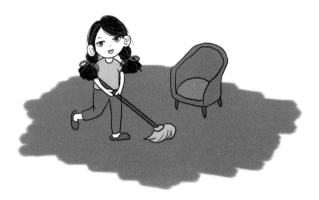

◯ 7 睡不着？那就告诉自己不能睡

随着科技的发展，人们日常接触到的信息日益增多，受到的"诱惑"也日益增多，不少人都会将白天的各种活动拖到晚上，最后拼命想睡，却怎么也睡不着。

这种时候，我们不妨使用"反作用法"，让自己暂时摆脱"想睡"的困扰，只告诉自己"不能睡""不许睡"，这样反而会收到不错的效果。

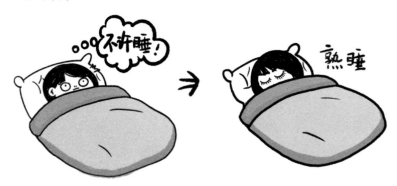

所谓的反作用法其实是一种心理暗示，这种暗示最早广泛应用于对应激性强迫行为的缓解。例如一个人，演讲的时候经常紧张，一紧张就会下意识地挠头，但这种行为无疑会给听众造成不好的印象。为了解决这种强迫行为，可以在演讲开始前一个小时进行心理暗示——"我好紧张！我要挠头了！"这样一个小时下来，强迫行为就会得到极大的缓解。

后来，这种心理暗示被应用于更广泛的心理干预上面，甚至在我们日常生活中，也会经常见到与之不谋而合的行为。

比如，一个姑娘恋爱失意，她反复告诉自己"必须忘掉他"，可这么做的结果却是怎么都忘不掉，每次告诉自己要忘掉时，都会再无意识地回忆一遍对方，久而久之，对方只能深深烙印在自己心里。那么怎么办呢？她可以运用反向心理暗示，暗示自己"无论如何也忘不掉他，无论如何也不应该忘掉他！"这样，一段时间之后，对恋爱对象的执着反而没有那么强烈了。

面对睡眠问题也是如此，当我们告诉自己"要睡觉了"时，脑子里也会一遍又一遍地刻画睡觉这个活动，反而越想越精神。但假如我们反其道而行之，告诉自己"不许睡"，没过一会儿就觉得眼皮发沉，昏昏欲睡了。

再比如，在原始社会，人类会因为食物的匮乏等限制而不断告诉自己"不能吃"，可"不能吃"带来的后果往往是"更想吃"。

虽然 21 世纪的人们不再受困于食物限制，但我们却被其他更多的东西限制住了。在这种情况下，只要将被"限制"的东西反着来即可。所以，遇到睡不着的情况，那就索性告诉自己"不能睡"，当"睡觉"变成一种限制和奢望时，我们自然就很容易入睡了。

8 睡不着，别再数羊，试试观息法

很多朋友都习惯在睡不着的晚上数羊，可羊数了几千只，却对睡眠没有丝毫助益。

原来，数羊之说最早源于西方。羊的英文"sheep"，与睡眠的英文"sleep"发音很像。在数羊的时候，人们往往会有这样的心理暗示——我要睡了。

基于此，有人又发明了新的助眠术——数水饺。然而，"水饺"与"睡觉"虽然接近，却不免让人食欲大增。如此的结果是，大家的睡眠非但没有改善，体重反而直线增加。

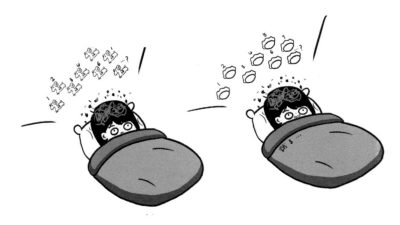

其实，无论是数羊还是数水饺，都是没有任何科学依据的。统计数据发现，数羊非但无助于睡眠，专注于数羊的人群入睡的时间反而远远落后于那些用其他方法改善睡眠问题的人，牛津大学统计的落后时间为 20 分钟以上。

为何产生这样的情况呢？心理学家认为，数羊是一种非常枯燥的思维活动，人很难专注于其中，而一旦强迫自己专注数羊，就会让情绪越来越紧张，让大脑一直处于"计算"和"分析"的高度集中的状态，从而无法休息。此时，脑垂体等颅内腺体本就无法分泌出足够的睡眠物质，而焦躁的情绪则更进一步让人无法睡着。

那么与之相对应的，我们也就找到了一种从心理学角度解决睡眠问题的方法——放空内心的观息法。

观息法起源于印度巴利语，最初的意思是让人们静下心来观察事物的真正面目。具体方法是借助观察自身呼吸，让自己在无意识中进入自省和自我洞察的状态，进而让内心得到放松。

对于观息法，很多人闻所未闻，一知半解的人也会把它同瑜伽等方法联系到一起。其实是有区别的，在西方国家里，观息法已经成为都市人心灵成长的主要方法。

从医学上讲，呼吸、心跳、肠胃蠕动是受自律神经也就是植物神经的控制，专注于呼吸训练可以修复高级神经系统，这种办法是其他任何医学手段、药品或补品所不能达到的。那么，观息法如何操作呢？这里我们举一个简单操作步骤：

Step1：关上灯，平躺，闭上眼让身心放松。

Step2：调低纯音乐的音量，将时间设置为 20 分钟。

Step3：把注意力放在呼吸上。

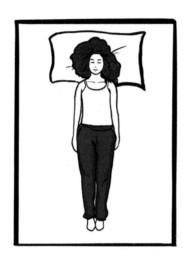

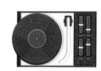

1. 关灯·平躺·放松

2. 20min 低声纯音乐

3. 心在呼吸

如果你的呼吸是深呼吸，那便感受它是一次深呼吸；

如果你的呼吸是浅呼吸，那便感受它是一次浅呼吸；

如果你的呼吸是冷呼吸，那便感受它是一次冷呼吸；

如果你的呼吸是热呼吸，那便感受它是一次热呼吸；

感受夜间微凉的空气，从你的鼻腔缓缓吸入大脑；

感受体内温热的气息，从你的鼻腔慢慢散入空气中；

……

在这样简单的观息法之外，心理学家还提议加入一些幻想。可以选择一些最能让自己平静的元素进行幻想。

例如，在进入睡眠王国前，我们先将自己置身于呼吸的蓝色海洋中，幻想自己的心境，也如一汪浅浅的清泉静静流淌。这种幻想配合舒缓的音乐，让观息能在最大程度上解决现代人的睡眠问题。

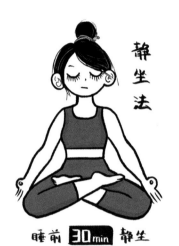

静坐法

睡前 **30** min 静坐

作为观息法的进一步延伸，我们也可以尝试进行腹式呼吸。所谓的腹式呼吸，就是通过腹腔有节奏地扩张与收缩进行的呼吸，在掌握了腹式呼吸的方法之后，我们就可以在床上运用观息法。

一般来说，对于因心理问题而导致的睡眠障碍，进行为期两周、每晚20分钟左右的腹式呼吸，就能够得到不同程度的缓解。当然，有内心创伤的读者，缓解睡眠障碍的时间会相对较长。

小贴士：

有临床发现，腹部深呼吸在某些情况下可能会导致心理创伤复发，因此，身体既往存在创伤情况的读者，建议不要尝试或者谨慎选择。

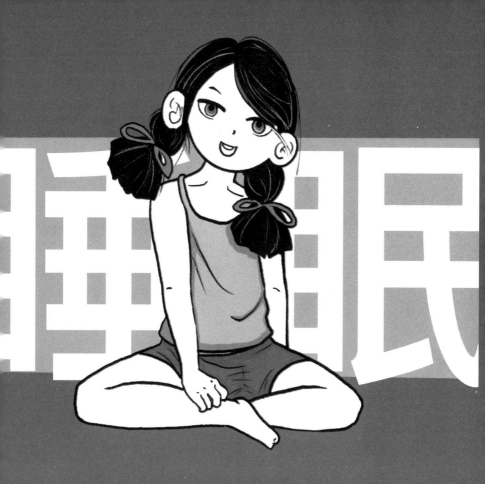

——第七章

克服你的睡眠障碍，随时随地睡得香

1 倒时差也能拥有好睡眠

熬夜加班、国外出差、黑白颠倒……这些让人头痛不已的词汇，正成为现代人的生活常态。然而，这样废寝忘食的工作方式，不仅不会提高工作效率，反而还会让人们的状态越来越差，严重影响人们的健康。

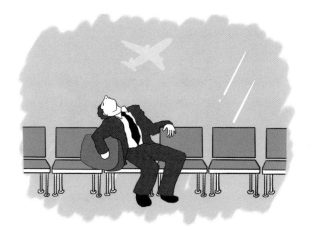

睡眠科学研究显示，人体觉醒后一般会在第 17 个小时开始出现一种意识混沌的状态。也就是说我们早上 6 点起床，如果一直工作到晚上 11 点，那大脑就会变得意识不清，很难依然保持清醒且有逻辑的思考能力，从而无法保证接下来的工作质量。

有的人说，"我喝茶、喝咖啡行不行？"可以，但其实茶、咖啡等提神饮料，只能提升大脑的兴奋度，对缓解疲劳毫无帮助。

如今，因为工作影响睡眠的人越来越多，尤其是需要出国工作的人，常常因为"时差"问题导致睡眠不足而唉声叹气。在新时区，尤其是与我们生活时区差别较大的时区，人体生物钟就会受到严重影响，我们会因此难以入眠。这种疲劳感会引发胃肠疾病等身体不适，继而让人们脾气暴躁，精力下降。

可工作来了，我们又该怎么办呢？以下几点可以帮助你。

（1）提前改变作息时间

根据时区的不同，可以制订不同的改变计划。如果往西走，我们可以在出发前几日晚些睡觉，以便适应接下来的时差；如果往东走，我们则在出发前早点睡觉。

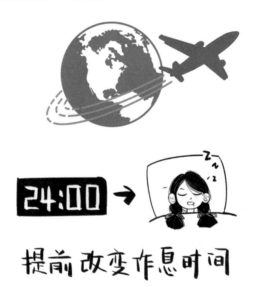

提前 改变作息时间

这是很常用的方法，美国最著名的总统之一艾森豪威尔，就是想办法提前到达目的地，在工作开始之前，让自己适应时差。这种方法确实有效，但若想适应一个时区的时差，大概需要一天时间来调整，如果你跨的时区太多，提前几天前往目的地适应是不太现实的。

　　这种情况下，你可以选择在家中模拟时差，提前适应，也可以选择一个用来过渡的"中间站"，帮助身体逐渐适应时差的变化。

　　（2）让自己在飞机上睡一觉

　　在飞往目的地的途中，让自己想办法睡一觉，这大概是被使用最多的方法了。

　　上了飞机，安顿好自己后倒头便睡，等睡醒了也就快下飞机了，这是最方便快捷的办法。但这么做只适用于短期工作或旅游，如果停留时间较长，依旧会产生睡眠问题。

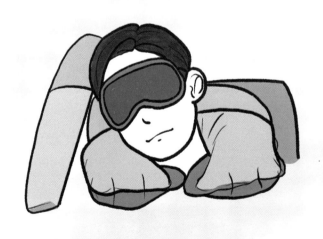

其实，我们可以使用墨镜，让人体避免与光直接接触，在屋内也可以减少灯光的接收程度，这样能让身体尽快适应新的时差。

（3）药物辅助

吃药并非全是坏事，据说美国前总统奥巴马出国访问应对时差的方法就是吃药。当然，无人透露他具体服用了什么药物，但根据其医疗记录，奥巴马应对时差的药物为处方药，大致是针对嗜睡症的莫达非尼片（此为医疗记录推断，读者切勿盲目服用）。

其实，人们在面对时差时总会有些焦虑，但只要尝试用平和的心情适应时差，积极结合当地时间调节生物钟，因时差而失眠的症状就自然能够缓解了。

2 认床睡不着怎么办

"认床"，几乎是绝大部分现代人的困扰。不管是旅游还是出差，甚至去相熟的朋友家睡觉，很多人会因为床铺陌生而无法安然入睡。

但其实，这种现象出现在我们身上绝非偶然，波兰有研究机构统计，超过一半的当代人都有类似的睡眠障碍问题，他们将其命名为"First night effect"，即第一晚的困扰。

那么，这种"认床"的问题是怎么出现的呢？从目前已有的研究来看，人类之所以会出现"认床"行为，主要因为两方面问题：第一，缺乏安全感；第二，生物钟没有及时调整。

人们对自己熟悉的环境更有安全感是一种必然的心理和生理反应。当身体已经适应一个环境却不得不换个环境时，睡眠就会因为陌生而带来的身体和心理方面的刺激而受到干扰。

当然，这种适应状况也是因人而异的，有些人适应能力强，可能 1 ～ 2 天就能调整过来，有些人适应能力弱，甚至需要依靠药物才能适应新环境。

"认床"这个问题是很难被治愈的，但我们依然有很多方法来缓解：

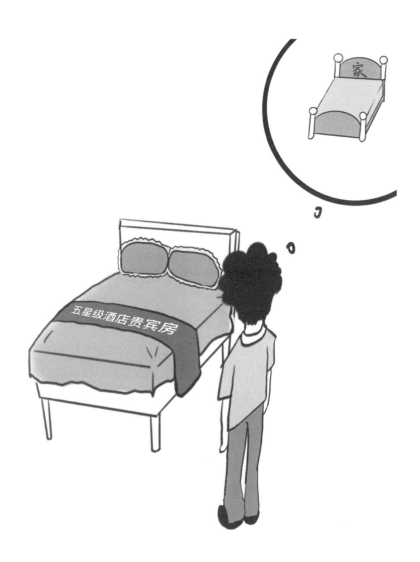

（1）尽量在自己的床上睡

有的人不禁说："这不是废话吗？"并不是，我们虽然不能在自己床上睡，却可以营造一种熟悉的氛围。

睡眠时，让我们有熟悉感的无非是床单、被子、枕头、陪睡物件、气味等。如果去朋友家或酒店住宿，认床的人不妨带着自己的床单，将床铺打造成自己喜欢的样子，有香薰习惯的人，还可以带着自己的香薰精油、线香或香炉，这样更能营造熟悉的睡眠气氛。

（2）合理利用枕头

网上有句笑谈，叫"姿势不对，起来重睡"。这句话虽然是句调侃，但也确实有理。因为睡眠的姿势不正确，也很容易让人突然觉醒。如果去朋友家住宿，我们不妨带一个简单的小枕头，垫到膝盖下方或脚踝下方，这样也能帮助我们快速入眠。

（3）利用窗帘助眠

我们可以从床铺之外的东西中找到一种助眠的物品。在睡前将窗帘拉上，留出一点光，或开一盏小夜灯，这样能帮助我们摆脱"认床"问题，尽快进入睡眠。窗帘留光的助眠方式来自美国波士顿举行的"职业睡眠协会年会"上发表的一项研究：美国心理学家科林·卡尼及其团队经研究发现，虽然创造黑暗环境有助睡眠，但太黑的睡眠环境反而会引发"黑暗恐惧症"。

总之，认床的问题根源还是在"床"上，所以，给自己营造一种熟悉的氛围，通过行之有效的方法获得安全感，你就能解决这一问题。

3 出差？给自己一点熟悉感

一个河北孩子去东北上学，很容易被周围人把口音带偏；

一个南方人来到北方，会逐渐习惯北方的气候；

……

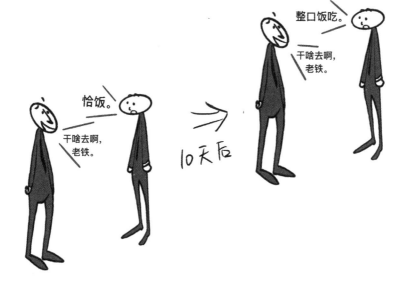

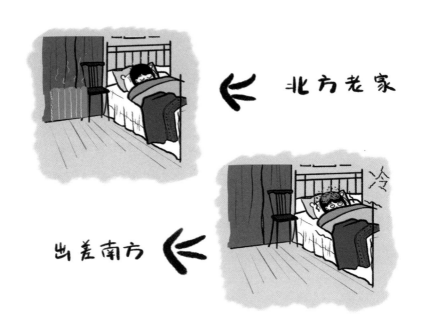

其实，这些变化的原因归根结底是因为人类拥有超强的适应能力，尽管如此，陌生的"刺激"依然会干扰睡眠。

有的人说，我不认床，平时也没有失眠的问题，怎么一出差就睡不着呢？

其实，原因主要有三个。

（1）陌生环境的影响

环境陌生会带来内心的不安。解决这种问题的最简单方式就是——携带 1 ～ 2 件熟悉的东西。比如像上一节提到的，带一条质感熟悉的床单或者一个自己曾经用过的枕头，都可以有效缓解失眠问题。

（2）焦虑心理

有些人出差产生失眠，继而影响工作后，就开始对失眠产生了焦虑心理，可结果却是越想睡就越睡不着，越睡不着就越焦虑，形成了一个恶性循环。

失眠的原因不外乎生理和心理两种，如果是因为焦虑心理而导致失眠，那么只需打消或缓解焦虑感即可。"心不安则睡不眠"，如果我们一直给自己消极的心理暗示，就会让自己更加焦虑，更容易睡不着。

这种时候，不妨先将睡眠抛到一边，或者用前文提到的"反作用法"，暗示自己不要入睡，当焦虑与失眠"解绑"后，我们就会发现失眠问题解决了。

（3）睡眠环境较差

有些人在出差时因为种种原因，会选择一些相对便宜的酒店，这些酒店在硬件设施上多少有些缺陷。比如房间太潮、床板过硬、隔音太差、卫生不过关等，这些都会对睡眠产生影响。因此，出差预约酒店时，可以提前上口碑网站上检索酒店的评价，如果有 3 条以上关于"不适合睡觉"的评论，为了保证睡眠质量，还是不要预订为好。

小贴士：

入住酒店后，要将空调温度调到适合睡眠的温度：20～23℃，同时，也要尽量选择带加湿器的房间，以免因过于干燥而难以入眠。

4 "报复性"熬夜

不知从何时起，"熬夜"成了人们的一种嗜好。是的，我将这种行为称作嗜好，因为熬夜是习惯性的，也是非常危险的活动。

熬夜的好处只有一个——增加清醒状态下的时间，但坏处却有无数个——短期内的身体疲惫、反应迟缓，长期的情绪低落、身体健康状况下降，严重的甚至会给人的生命造成威胁。

随着生活压力的增大，"昨天你熬夜了吗"逐渐成为年轻人们互相打招呼时的问候方式。除了加班、夜班等不得不熬夜外，我们还会遇到很多关于主动熬夜的问题，而本节主要谈论的内容就是——主动的"报复性"熬夜。

大部分年轻人选择主动熬夜，其心理都是追求一种"快感"。造成这种"快感"的原因主要是白天被他人、工作等占用太多时间，晚上熬夜，是想把白天属于自己的时光"找补"回来。

电影《西虹市首富》里的王多鱼，在一夜暴富之后开始疯狂消费，这种"报复性"消费的心理也同样适用于解释报复性熬夜。

"报复性"熬夜的人知道熬夜的危害，他们如果想睡立马就能睡着，但却非要瞪着眼睛，逼自己把白天没看完的美剧看完……亲友们看到这种情况，通常会吐槽一两句"手机依赖症""夜猫子"等，可这种情况其实在大多数情况下属于心理失衡。

大部分年轻人都是白天上了一天班，回到家通常已经是七八点钟。做饭、吃饭、刷碗、洗澡，等好不容易收拾停当，准备休闲放松一下的时候，一看表已经快十一点了。

干脆破罐子破摔，不能"委屈"了自己。于是，喜欢看美剧的开始看美剧，喜欢玩游戏的玩游戏。这种用健康换来的熬夜，就叫作"报复性"熬夜。

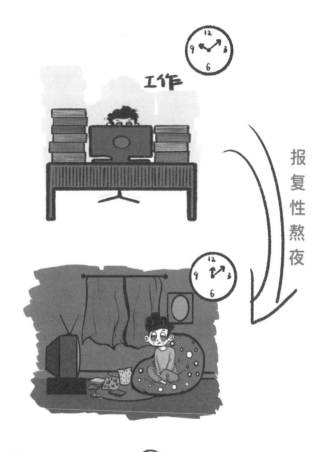

"报复性"熬夜不是心理疾病，只是人们想多挤出点时间享受生活。可这种短暂的"快感"过后，第二天就要带着精神不振，头疼不已的状态开始新一天的工作，逐渐形成恶性循环。那么，该如何终止"报复性"熬夜的行为呢？

　　（1）解决拖延

　　引发"报复性"熬夜的很多原因都是拖延。比如晚上回家做饭，总要磨磨唧唧好久，一会儿干点这个，一会儿干点那个，把时间拖到很晚，一直到自己真正享受的时间所剩不多，不得不"报复性"熬夜来"补偿"自己。

　　这类人总觉得晚上时间很充裕，认为有足够时间可以挥霍，可事实上，时间总会在拖延中溜走。所以，我们不妨反思一下自己，是否也存在拖延的问题。

　　（2）做出计划

　　回家后，先将自己晚上要做的事情罗列下来，并且估算每个活动需要的时间，去掉一些耽误时间且没有意义的活动，提高晚上活动的效率，也降低因混乱不堪、庸庸碌碌而产生的焦虑感。同时，也要给自己留足非计划的时间。

要知道，"报复性"心理其实主要针对的是自己，深层次的原因是自己对于现状的不满，因而想要改变这种情况。解决的方法除了让自己的生活变得更好之外，在短时间内，要让生活更有序，让生活节奏更稳定，这样就不会产生无端的"自我报复"。当生活有条不紊地进行，我们自然也就能安然入眠了。

5 你的手机被过度使用了吗

随着微信、微博、淘宝、抖音等 App 的火爆，大部分人，临睡前翻翻手机、看看视频已经成了"必修课"，可这么做的后果就是越玩越没有困意，只能眼睁睁地看着指针越过十二点，然后第二天无精打采地工作。

为什么手机对睡眠的影响如此大呢？真的是因为手机让人"上瘾"吗？这当然是其中一部分原因，但更主要的是手机屏幕散发的蓝光对人的睡眠的严重影响。

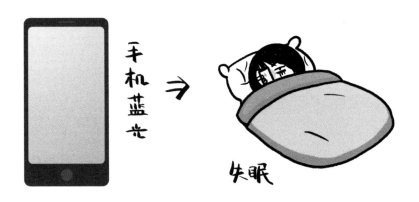

手机蓝光 → 失眠

我们在前面已经介绍过人体与生物钟之间的关系，生物钟这个"中央调控器"掌管着我们的新陈代谢与睡眠。而生物钟的"中央系统"，便是位于大脑内部的第三只眼——松果体。

松果体对时间的判断是根据光线来完成的，而手机散发的蓝光会影响松果体的判断，给大脑传送错误信号。

在光谱的所有色光中，蓝光是最容易被双眼感知的。相对于赤、橙、黄、绿、紫等可见光，蓝光是属于更高更亮的光线，这种光线大多来自太阳，其次便是各种电子设备。从医学上讲，蓝光其实对人体并没有伤害，但如果人们在夜间使用手机，就会让松果体以为自己受到太阳的照射，从而调节人体生物钟，影响我们的睡眠。

哈佛大学的睡眠研究人员对蓝光进行了量化分析，他们发现，人们如果在夜间使用 2 小时蓝光设备（如手机），就会抑制超过 20% 的褪黑素的分泌，继而引发各类睡眠问题。

所以，如果你的手机正在被过度使用，那么为了保证睡眠质量，至少要在设置中打开夜间模式，有些手机还可以设置"蓝光减弱"，以此来阻止蓝光对睡眠的影响。

当然，无论采取怎样的方式，削弱蓝光都只是一种无奈之举，对于克服入睡困难而言，最好的办法，还是在睡前关掉手机，让手机远离我们的床，还自己一个安稳的睡眠。

6 告别你的"起床困难症"

早晨闹钟响了，我们挣扎着按掉闹钟，双眼却不愿意睁开，于是翻了个身又睡了过去……

"要迟到了！"一个念头一闪而过，我们飞也似的从床上跳起来，匆匆洗漱完毕冲出家门，然后迎接新一天的疲惫。

"起床困难症"大部分人都有，造成起床困难的原因也很简单——人们在刚睡醒时意识还处于模糊阶段，难以做出果断起床的决策。

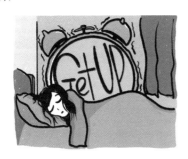 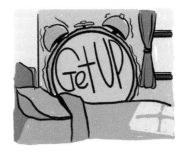

从人体活动的内在机理上讲，由于褪黑素会因眼部接收光线而减少分泌，从而促使大脑清醒，所以想要解决"起床困难"这一行为，最好的方法就是让光线充满整个房间。

但是，偶尔一次可以用光照解决问题，但长远来看，我们还是应该从源头上杜绝"起床困难症"的问题。

为什么一定要解决"起床困难症"呢？除了它会影响到我们正常的时间安排之外，对于我们的健康，起床困难还有以下危害：

（1）导致人体机能衰退

人们休息时，会让劳累一日的心脏也进入休息状态。在睡眠时，心脏会放缓收缩力，让心跳变慢，血流量变缓。如果起床困难，长睡不起，就会破坏心脏的跳动规律，会让心脏没有力量收缩，稍微活动一下，就会出现心悸、脸色惨白等问题。

（2）室内空气危害呼吸

虽说"一日之计在于晨"，但早晨卧室内的空气是比较浑浊不通的，这是因为经过一夜的封闭，室内空气在不流通的情况下汇聚了太多的杂尘。长时间在这样的空气中入睡，就会吸入大量病毒、细菌，这也是为什么贪睡的人容易感冒的原因。

（3）肌张力低下

人体在经过一夜的休眠，会于晨起时松缓肌肉与骨关节。如果醒来立刻活动，就能让肌肉供血量增加，并让夜间堆积在肌肉中未来得及代谢的物质排出。睡懒觉的人错过了让肌肉纤维变粗变韧的机会，所以在起床后常常感到腿软无力、腰部酸痛。

（4）影响胃肠道功能

如果晚餐没有吃得过饱，那么在次日早晨 7 点左右就可以消化殆尽。如果人们选择赖床，不按时摄入早餐，就会让胃肠发生饥饿性蠕动。长时间不吃早餐，就会引发胃溃疡、胃炎等疾病。

果断起床能够避免以上诸多问题，而为了解决起床困难，除了接触光线之外，我们还可以学习以下几种小技巧。

比如设置闹钟时，可以使用手机来代替普通闹钟。因为人眼在接收蓝光时更容易清醒，当手机闹钟响起时，我们若想关掉它，就要睁眼查看手机按钮和按键。在睁开眼时，我们可能会被手机屏幕上的未读信息吸引，这种刺激会让大脑变得活跃，也就让人更容易从床上爬起来，在阳光下进行一系列晨起活动了。

当我们从床上起来时，可以先将窗帘打开，让阳光照进房间，做几组深呼吸后再洗漱，这样也能帮助我们更好地保持白天的精神状态。

7 睡眠的自我检测方式

睡眠本该是让人身心俱放松的绝佳途径，但加班、刷剧、打游戏……这些无一不是紊乱生物钟、危害人体健康的原因。

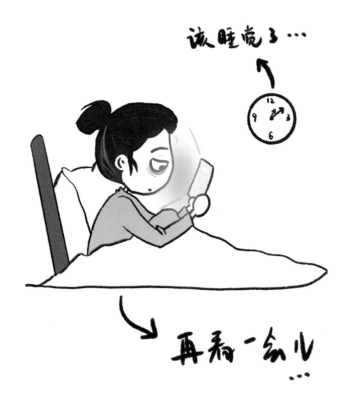

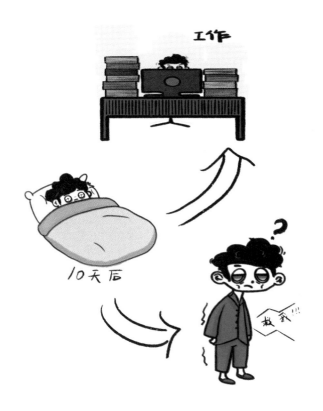

　　现如今，人们越来越重视睡眠，因为睡眠状况可以反映出人体的很多健康问题，能让大家对自己的身体有一个大概的了解，也让人们及时发现身体发出的"求救信号"。有没有什么可以自行检测睡眠质量的方法呢？这里推荐"匹兹堡睡眠质量指数"。

匹兹堡睡眠质量指数是由美国匹兹堡大学的彼什博士主导，由众精神学医生共同编制的，其英文简写为 PSQI（Pittsburgh sleep quality index），这张表格很适合普通人用来评估自己的睡眠质量，下面我们可以自测一下：

匹兹堡睡眠质量指数(PSQI)量表

序号	项目	评分			
		0分	1分	2分	3分
1	近1个月，晚上上床睡觉通常在____点钟				
2	近1个月，从上床到入睡通常需要____min	□≤15min	□16~30min	□31~60min	□≥60mi
3	近1个月，通常早上____点起床				
4	近1个月，每夜通常实际睡眠____h（不等于卧床时间）				
5	近1个月，因下列情况影响睡眠而烦恼				
	a.入睡困难（30min内不能入睡）	□无	□<1次/周	□1~2次/周	□≥3次/周
	b.夜间易醒或早醒	□无	□<1次/周	□1~2次/周	□≥3次/周
	c.夜间去厕所	□无	□<1次/周	□1~2次/周	□≥3次/周
	d.呼吸不畅	□无	□<1次/周	□1~2次/周	□≥3次/周
	e.咳嗽或鼾声高	□无	□<1次/周	□1~2次/周	□≥3次/周
	f.感觉冷	□无	□<1次/周	□1~2次/周	□≥3次/周
	g.感觉热	□无	□<1次/周	□1~2次/周	□≥3次/周
	h.做噩梦	□无	□<1次/周	□1~2次/周	□≥3次/周
	i.疼痛不适	□无	□<1次/周	□1~2次/周	□≥3次/周
	j.其他影响睡眠的事情	□无	□<1次/周	□1~2次/周	□≥3次/周
	如有，请说明：				
6	近1个月，总的来说，您认为您的睡眠质量：	□很好	□较好	□较差	□很差
7	近1个月，您用药物催眠的情况：	□无	□<1次/周	□1~2次/周	□≥3次/周
8	近1个月，您常感到困倦吗	□无	□<1次/周	□1~2次/周	□≥3次/周
9	近1个月您做事情的精力不足吗	□没有	□偶尔有	□有时有	□经常有

<h1 style="text-align:center">匹兹堡睡眠质量指数计分方法</h1>

成分	内容	评分			
		0分	1分	2分	3分
A、睡眠质量	条目6计分	□很好	□较好	□较差	□很差
B、入睡时间	条目2和条目5a计分累计	□0分	□1分～2分	□3分～4分	□5分～6分
C、睡眠时间	条目4计分	□>7h	□6h～7h（不含6h）	□5h～6h（含6h）	□<5h
D、睡眠效率	以条目1、3、4的应答计算睡眠效率	□>85%	□75%～85%（不含75%）	□65%～75%（含75%）	□<65%
E、睡眠障碍	条目5b～5j计分累计	□0分	□1分～9分	□10分～18分	□19分～27分
F、催眠药物	条目7计分	□无	□<1次/周	□1次～2次/周	□≥3次/周
G、日间功能障碍	条目8和条目9的计分累计	□0分	□1分～2分	□3分～4分	□5分～6分

PSQI 总分 =A+B+C+D+E+F+G

0～5分：　　睡眠质量很好

6～10分：　　睡眠质量还行

11～15分：　　睡眠质量一般

16～21分：　　睡眠质量很差

小贴士：

睡眠效率计算方法：

睡眠效率＝睡眠时间（序号4）÷[起床时间（序号3）－上床时间（序号1）]×100%

8 学会记录睡眠日志

睡眠日志，简单来说，就是对自己的睡眠情况每日做记录。

我们的睡眠情况包括入睡时间、睡眠时长和夜间觉醒等因素，记录这些内容，然后通过数据分析，可了解自己的睡眠质量。

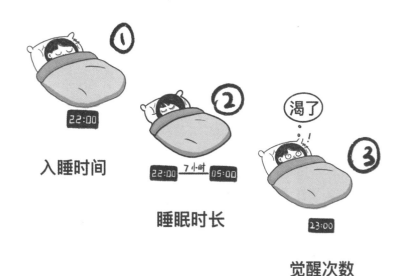

入睡时间

睡眠时长

觉醒次数

下面是睡眠日志样表，大家可以按照此表做记录：

睡眠日志（星期版）

	例子	星期一	星期二	星期三	星期四	星期五	星期六	星期日
小憩时间	如： 12:00～13:00 15:00～15:30							
睡前服药情况	如：××药物1粒 ××冲剂2包							
上床时间	如：20:30							
熄灯时间	如：23:00							
入睡时间	如：23:30							
夜间觉醒次数	如：3次							
觉醒入睡时间	如：5分钟内							
早上醒来时间	如：6:30							
早上起床时间	如：7:00							

小贴士：

在记录睡眠日志后，我们就可以根据记录内容，在本书内寻找测评结果与解决问题的方法。其实，每个人都可以成为自己的睡眠医生，希望这本书能带给你帮助。